MALADES
MEDECINS
PHARMACIENS

PAR

Le Dr Victor MACROBIUS, D.M.P.

Salus populi suprema lex esto.
(Loi des XII Tables).

PARIS
IMPRIMERIE TYPOGRAPHIQUE M. DÉCEMBRE
326, RUE DE VAUGIRARD, 326.

1889

MALADES
MEDECINS
PHARMACIENS

PAR

Le Dr Victor MACROBIUS, D.M.P.

Salus populi suprema lex esto.
(Loi des XII Tables).

PARIS
IMPRIMERIE TYPOGRAPHIQUE M. DÉCEMBRE
326, RUE DE VAUGIRARD, 326.

1889

INTRODUCTION

Vous qui ouvrez ce livre, qui que vous soyez, si vous n'aimez pas qu'on vous dise vos vérités, n'allez pas plus loin : je préfère vous avertir tout de suite, afin de ne pas vous émouvoir la bile inutilement.

Médecins, je dirai vos travers ;

Pharmaciens, je démontrerai vos torts ;

Malades, — si vous ne l'avez été, vous pouvez l'être, — je dévoilerai vos faiblesses.

Commençons par les malades ; car, à n'en pas douter, ce sont les malades qui ont commencé ; et il ne faudrait pas croire, comme certains paraissent le prétendre, que les malades ont été créés uniquement pour l'occupation des médecins et le profit des pharmaciens.

CHAPITRE PREMIER

DES MALADES

Qu'est-ce qu'un malade ?

C'est un organisme qui fonctionne mal, un système de forces dont l'équilibre est rompu ; c'est un être qui souffre et qui demande à être soulagé.

Demande ? pas toujours, disons plutôt qu'il a besoin d'être soulagé.

Quels sont ses droits ? Quels ses devoirs ? Ici, comme partout ailleurs, à chacun de ses droits correspond un devoir.

Le malade, pauvre ou riche, a le droit d'appeler tel médecin qui lui convient.

Une fois qu'il l'a appelé, qu'il l'a investi de sa confiance, il doit suivre exactement ses conseils, sous peine d'abord d'être plus longtemps malade, et ensuite de se voir négligé par son médecin, qui ne tarde pas à reconnaître l'incurie de son client.

Pouvez-vous, en effet, exiger d'un médecin qu'il prenne plus de soin de votre santé que vous n'en prenez vous-même?

Le malade a le droit d'exiger de son médecin qu'il suive attentivement toutes les phases de la maladie; mais il a le devoir de s'en remettre à la discrétion absolue du médecin, qui est le seul juge de la fréquence, de l'opportunité et de a durée de ses visites ou consultations : étant admis que le médecin est digne de son titre.

Le malade a le droit, par lui-même ou par ses proches, d'appeler ou de faire appeler deux ou plusieurs médecins, de changer de médecin dans le cours d'une maladie, ou dans des maladies différentes et consécutives; mais il a le devoir strict de prévenir le premier avant d'appeler le deuxième, celui qui doit assister son médecin habituel, ou celui qui doit le remplacer définitivement. Dans ce dernier cas, dans le cas où le malade croyant son premier médecin insuffisant, se décide à tort ou à raison, — souvent à tort, — à le remplacer : c'est son droit ; ne vous récriez pas, ô médecins, mes frères, la confiance ne peut pas, ne doit pas s'imposer ; dans le cas, dis-je, où un malade veut quitter son médecin, il n'a pas seulement le devoir impérieux de le prévenir poliment, — j'allais dire respectueusement, mais n'exigeons pas trop, — il a l'obligation absolue de lui régler de suite ses honoraires, sous peine d'être taxé à la fois d'ingratitude et de malhonnêteté : c'est là un fait bien élémentaire ; et pourtant que de fois le contraire n'est-il point arrivé ?

Les honoraires ! voilà un mot terrible et un terrible écueil, aussi bien pour les médecins que pour les malades ! mais l'effroi de ce mot et le danger de cet écueil disparaîtront bien vite, si le malade sait se pénétrer de cette vérité ; que quand il aura payé le médecin qui l'a soigné pendant sa maladie, il est loin d'être quitte envers lui : il l'a indemnisé de ses frais de voyage et de ses fatigues physiques ; mais qui paiera les choses qui sont au dessus de tout prix : la science et le dévouement ? Après l'avoir payé, le malade doit encore à son médecin une reconnaissance proportionnée au service rendu.

Il y a longtemps que cela a été dit, et les malades restent seuls à l'ignorer. Par contre, il serait bon que le médecin parût l'ignorer également ; on n'aime guère ceux qui se donnent des airs de sauveur. Qu'il ait soin de se contenter de ses honoraires, et de ne pas compter sur la reconnaissance : il éprouvera moins de déceptions.

Il y a encore une chose que le malade ignore trop souvent ou qu'il oublie, c'est que le médecin est un prêtre et un juge : un prêtre ou confesseur, à qui il doit faire des aveux, et non poser des questions ; un juge à qui il doit dire la vérité, toute la vérité et rien que la vérité.

Interrogez-vous un prêtre sur ses mystères ?

Pourquoi interrogez-vous le médecin sur les arcanes de l'étiologie et du pronostic ?

Questionnez-vous un Juge sur la Loi qui lui dicte votre sentence ? Pourquoi questionnez-vous le médecin sur les règles de son art, sur les principes de sa science, sur les raisons qui lui indiquent votre traitement ?

Pourquoi ?.... Parce que le prêtre et le magistrat ont su conserver leur ascendant, maintenir leur prestige, tandis que le médecin a laissé notablement déprécier et même presque entièrement disparaître ce séculaire patrimoine qui lui donnait tant de sécurité et tant de force.

Aujourd'hui que le médecin est descendu au niveau de tout le monde, tout le monde s'est cru élevé à son niveau ; tout le monde se croit médecin. Depuis le berger jusqu'au curé de village, depuis la marchande à la toilette jusqu'à la dame patronesse de la Confrérie du Sacré-Cœur, depuis le maréchal-ferrant jusqu'à l'ingénieur des mines, tout le monde a des idées en médecine. Que dis-je ? des idées !

Bien plus, on a une doctrine, et une doctrine qu'on proclame supérieure à toute autre : la doctrine de l'Avenir.

On rencontre tous les jours des gens qui, partant de ce point de vue, de leur principe à eux, s'en vont critiquant le plus sérieusement du monde une ordonnance, un traitement formulé par un vrai médecin pour un de ses malades. Il n'est même pas nécessaire pour que la critique se donne libre carrière, que le malade soit un parent, ou un ami, ni que le médecin soit un praticien obscur.

Qu'il s'agisse d'un malade quelconque, et d'un médecin quelconque, on critique quand même ; la doctrine avant tout : on est *microbien* ou on ne l'est pas.

Je dis : *microbien* comme je dirais organiciste ou vitaliste, matérialiste ou animiste, expectant ou dosimètre, allopathe ou homœopathe : *autres temps, autres mots*.

Et tous ces personnages, grands et petits, qui se mêlent de critiquer la médecine et les médecins, se garderont bien de critiquer le maçon qui construit un mur, ou l'horloger qui répare une montre.

Pourquoi cela ? — Parce que le maçon et l'horloger sont moins tolérants que le médecin, parce qu'ils ont de leur profession une plus haute idée et qu'ils en sont plus fiers, en un mot, parce qu'ils ont plus de dignité professionnelle. Cela est triste à dire, mais cela est. Faites-en l'épreuve.

Approchez-vous de ce maçon qui construit un mur, et considérez-le un instant, puis formulez votre opinion sur son ouvrage, et présentez-lui vos observations. Si c'est pour vous qu'il travaille, le maçon déposera sa truelle et vous mettra en demeure de cesser vos critiques à moins que vous ne veuilliez qu'il cesse son travail ; ou bien peut-être s'il a de l'esprit, vous offrira-t-il son instrument afin que vous tâchiez de faire mieux.

Si le mur est pour un autre, et que le maçon soit un brave et un honnête homme, bien calme et bien prudent, il vous toisera dédaigneusement et vous priera d'aller faire des observations sur la comète ou sur la constitution, mais non point sur son travail.

Passez votre chemin et ne l'interrompez pas davantage ; car si, par hasard, il n'était pas de bonne humeur, il pourrait vous en cuire.

Et l'horloger vous recevra de la même façon, et le charpentier, et le carrossier, et le forgeron aussi, et, en général, tous les artisans quels qu'ils soient ; à plus forte raison les artistes tels que les peintres les musiciens, les sculpteurs, les architectes, sans oublier les hauts et puissants personnages qu'on appelle ingénieurs, avocats ou avoués, notaires ou banquiers, magistrats ou prêtres : hommes d'argent, hommes de loi, hommes d'église.

Non seulement ces gens-là ne souffrent pas qu'un profane, quel qu'il soit, s'occupe de leurs affaires ; non seulement ils prétendent, — le plus souvent avec raison, — qu'eux seuls ont les aptitudes et les connaissances voulues pour l'exercice de leur profession ; mais encore le public est lui-même de leur avis, il les approuve ouvertement, il ne cherche pas s'immiscer dans leurs affaires, même lorsqu'elles l'intéressent : il les laisse entièrement libres, et ne va jamais les troubler dans leur travail, ni leur suggérer des idées ou combinaisons nouvelles.

Et qu'on ne vienne pas ici alléguer comme excuse que la santé étant d'une importance supérieure pour tout le monde, il est très naturel que tout le monde s'occupe avec le plus grand intérêt de la science qui a pour objet la conservation ou le rétablissement de la santé.

Cette raison est toute spécieuse, elle présente un double sophisme.

D'abord la santé n'est pas le premier de tous les biens, comme on se plaît trop à le répéter. Elle est certainement d'une importance bien grande, mais non supérieure. En outre, elle n'est pas toujours mise sérieusement en danger par toutes les indispositions ou maladies.

On peut affirmer sans crainte qu'il y a dans

la vie de l'homme beaucoup de cas plus sérieux à traiter qu'une maladie ordinaire, et même souvent plus importantes qu'une maladie grave : affaires d'honneur, affaires de cœur, affaires d'argent, affaires de justice ; toutes affaires pour lesquelles le public, lors même qu'il y est intéressé au plus haut point, n'a pas à donner son avis. Un jury d'honneur suivi ou non d'un duel, une faillite qui peut se terminer en banqueroute, un jury de cour d'assises qui d'un mot peut vous acquitter ou vous envoyer au bagne ou à l'échafaud, voilà, ce me semble, des choses pour le moins aussi importantes qu'une rougeole ou une méningite, et même qu'une attaque de choléra.

Passons au second sophisme.

Quand on vient dire que la médecine, parce qu'elle s'occupe d'une chose précieuse pour tout le monde, doit être accessible à tout le monde, doit être livrée à la curiosité, à la discussion et à la critique de tout le monde, quand on vient dire cela, et que cela se pratique couramment, on commet une triple faute résultant d'une triple erreur.

1° Erreur de logique, en admettant que la science la plus difficile et la plus complexe puisse être ainsi librement discutée par tout le monde, par le premier venu, qui ne sera jamais qu'un imbécile et qu'un âne en médecine, fût-il d'ailleurs éminent dans sa profession.

2° Erreur sociale, en refusant, ou plutôt en retirant à une profession, — non par une loi ou par un décret, — mais par une coutume blâmable, par une habitude égoïste, et par la force de l'exemple, — l'indépendance, l'initiative et la latitude qui lui sont plus nécessaires qu'à toute autre.

3° Erreur économique, en créant ainsi à la plus utile, à la plus nécessaire de toutes les sciences des difficultés incessantes, des obstacles continuels qui entravent sa marche et qui retardent ses progrès, au plus grand détriment de l'humanité.

De ce qui précède, le malade, c'est-à-dire le

public, doit conclure que s'il doit apporter le plus grand soin dans le choix d'un médecin, il doit aussi, une fois qu'il lui a accordé sa confiance, s'en rapporter uniquement à lui pour les soins à donner à toute la famille, lui laisser la plus grande indépendance et la plus entière liberté.

On ne doit pas exiger qu'il vienne vous tâter le pouls matin et soir, s'il ne le croit pas utile ; ni lui demander qu'il vous ordonne de la cocaïne et de l'antipyrine, s'il ne l'a pas encore jugé nécessaire ; ni le fatiguer inutilement en le forçant à vous donner des explications qui ne vous expliqueront rien.

On doit aussi se bien persuader qu'entre deux médecins consciencieux qui exercent, avec des titres égaux, et depuis le même temps à peu près, l'un dans une belle et grande clientèle, à Paris ou à Lyon, ou dans toute autre ville importante, et l'autre dans une pauvre clientèle rurale, agricole ou industrielle, il n'y a pas plus de différence, — au point de vue du talent professionnel et des services rendus, — qu'entre deux lieutenants, l'un en garnison à Paris, l'autre en détachement au Tonkin ; entre deux prêtres, l'un curé de cathédrale, l'autre curé de village ; entre deux capitaines au long cours, le premier commandant un de ces immenses et luxueux Transatlantiques, le second dirigeant un simple brick-goëlette qui va chercher le blé ou le coton dans les ports de l'Amérique, ou bien les épices dans les mers du Sud.

Les uns et les autres ont fait les mêmes études ; leurs capacités, leurs connaissances sont presque exactement les mêmes ; les services qu'ils rendent sont de même nature et de même importance ; la seule différence qu'on puisse trouver, c'est que la vie est beaucoup plus facile, plus agréable, plus heureuse d'un côté que de l'autre : différence purement subjective et personnelle, et qui n'intéresse guère les personnes qui ont besoin de leurs services.

S'il en est ainsi, pourquoi, bon public, parler de consultation à la première transe que vous éprouvez? Pourquoi ne pas attendre que votre médecin vous en parle le premier? Et il vous en parlera, soyez-en certain, s'il est tant soit peu embarrassé. D'abord il a tout intérêt à ne pas assumer tout seul une responsabilité qui devient trop lourde, à ne pas se laisser accuser d'être l'auteur d'une complication grave, de la mort peut-être ; et ensuite, — si vous le supposez accessible à ces considérations-là, — votre médecin sait bien qu'une consultation se paie plus cher qu'une simple visite ; donc en appelant un confrère, il élève le chiffre de ses honoraires.

Bref, par votre confiance en celui qui a tout intérêt à bien vous soigner et à vous guérir, vous contribuerez puissamment à alléger sa lourde tâche, et à lui rendre plus facile l'exercice de cette profession qui est certainement la plus pénible de toutes, pour celui qui veut l'exercer consciencieusement.

Est-il possible, en effet, dans aucune des autres carrières dites libérales, de rencontrer autant de fatigue, de dévouement et d'abnégation ?

Magistrat, professeur, avocat, ingénieur, militaire, tous ont leurs ennuis, leurs tracas, leurs dangers ; mais ces dangers, ces tracas, ces ennuis ne sont pas de tous les instants, ni de tous les jours, ni même de toutes les saisons. Le médecin, lui, doit être toujours prêt à tout affronter : on l'appelle à toute heure du jour ou de la nuit, chez le riche comme chez le pauvre, pour des besognes plus ou moins répugnantes. pour des affections plus ou moins contagieuses, pour des maladies plus ou moins infectieuses ; variole ou diphthérie, avortements ou accouchements, typhus ou choléra, accidents de toute espèce et épidémies de toute origine. Ajoutez encore à cela les expertises médico-légales et les autopsies : corvées plus ou moins obligatoires et non moins gratuites, corvées toujours très désagréables, tant par la nature même des constatations et opérations exigées, que par la façon ridicule et avilissante dont elles sont rétribuées.

Le tableau est-il assez sombre ?

— Trop, direz-vous ; il y a de l'exagération.

— Eh bien ! non, il n'est pas encore l'expression de vérité, et je vais vous dire ce qui y manque encore.

Ce qui y manque encore, ce qui rend l'existence du médecin plus pénible, plus amère encore, c'est l'ingratitude : non l'ingratitude ordinaire, qui n'est qu'un pur oubli, un simple défaut de mémoire ; mais l'ingratitude raisonnée, l'ingratitude voulue, l'ingratitude préméditée.

« Cet homme est un sans-cœur, un voleur !

« — Pourquoi parlez-vous ainsi de votre médecin qui vous a guéri ?

« — Il m'a guéri ?... Je n'étais déjà pas si malade...

« — Mais encore, vous l'étiez, et vous ne l'êtes plus.

« — C'est possible ;... en tout cas, il n'a fait que son devoir..... Il n'y a pas besoin de médecin pour qu'il ne guérisse pas, surtout *quand il se fait payer si cher !*

« — Ah ! voilà le bout de l'oreille qui pas-
« se : vous lui en voulez, parce qu'il s'est fait
« payer non trop cher, mais trop tard. S'il
« vous avait demandé le double la première fois
« qu'on est allé le chercher la nuit pour votre
« colique hépatique, vous l'auriez soldé sans
« mot dire. Et parce qu'il vous a fait crédit
« d'un an, voilà que c'est un sans cœur, un
« voleur.

« — En tout cas, je l'ai payé, et je ne lui dois plus rien. »

Autre exemple d'ingratitude plus ou moins raisonnée, mais certainement volontaire.

Un millionnaire, maire d'une grande commune, a jeté les hauts cris à la présentation d'une note de 500 fr. par son médecin, qui lui avait réduit, l'année précédente, une fracture comminutive de la jambe droite, et donné les soins consécutifs pendant plus de six semaines, le tout terminé par une guérison complète sans raccourcissement ni claudication ; tandis que le même personnage n'a pas fait la moindre objection pour payer 1,500 fr. à un artiste de cinquième ordre, un portrait à l'huile reprèsentant son épouse occupée à lui broder son écharpe tricolore.

« Je suis bien libre, disait-il, de payer une œuvre d'art, un tableau de famille, le prix qui me convient ; et je suis libre également de trouver que je suis indignement exploité quand on vient me demander une pareille somme pour une jambe cassée. »

De ces deux dépenses l'une, la plus forte et la moins utile, est volontaire ; l'autre la moins forte et la plus utile, est involontaire : cela suffit, l'homme borné ne voit pas plus loin. Il aura de la reconnaissance pour le peintre ; il sera très froid, gourmé même vis-à-vis de son médecin.

Dernier exemple : ingratitude préméditée.

Un riche commerçant, dont le fils s'était lié naguère, grâce aux hasards du Quartier Latin, avec un jeune docteur nouvellement installé dans la même ville, vient à être atteint de paralysie générale. Le fils s'empresse d'appeler son ami le docteur. Une amélioration passagère se déclare. Toute la famille porte aux nues le jeune Esculape, et le paralytique ne veut plus entendre parler d'aucun autre médecin. Quand les douleurs reviennent, il ne faut que lui ; quand elles sont calmées, il ne faut que lui encore ; on l'envoie chercher le jour on l'envoie chercher la nuit : on le force à déjeuner, à dîner, à coucher même, « *quand père est plus souffrant ou plus exigeant.* » Bref, il est presque de la famille. Cela dura un an, dix-huit mois, deux ans, une éternité. Et toujours les exigences du malade et de sa famille. deviennent de plus en plus grandes. La fin est venue pourtant, c'est-à-dire la délivrance, pour le médecin autant que pour le malade. Naturellement, les visites furent moins, beaucoup moins fréquentes. Un jour qu'on rencontra le Docteur, on lui demanda *sa « petite no-*

te. » Quelque temps après, il l'apporta lui-même, fort gêné ; une note bien légère pourtant, une note d'ami. On le solda de suite sans commentaires.

A quelque temps de là, un pharmacien. — celui qui avait fourni les drogues du commencement de la maladie, et qu'on avait ensuite quitté, « *parce qu'il était trop cher.* » — rencontra notre jeune Docteur qui était en train de devenir à la mode, et lui dit, en manière de compliment :

« On voit, mon cher, que vous commencez à être fort couru, vous relevez les prix ; c'est très bien, cela !

— Que voulez-vous dire ?

— Il paraît que vous avez passablement salé la note de M. A.

— Comment pouvez-vous savoir cela.

— Je le sais, que cela vous suffise ; et si vous tenez à en avoir la preuve, votre note s'élevait exactement à tel chiffre — un chiffre impossible à inventer, tel que celui-ci par exemple ; 475 francs — on a trouvé que « *c'était cher, bien cher, surtout après avoir déjeuné et dîné tant de fois à la maison.* »

Toute la platitude, toute la honte de la préméditation, ne se révèlent-t-elles point dans cette histoire d'ingratitude ?

Tous les praticiens connaissent des histoires de cette force, et même de plus fortes encore. Et le public aussi, pour peu qu'il veuille chercher au fond de sa mémoire, en connaît également de bien singulières, qu'il prend plaisir à nous raconter lui-même, quand nous sommes dans ses papiers.

Cela prouve, — et ce bon public le sait, et il l'avoue, — que la médecine est loin d'être honorée comme elle le mérite. Quelques enthousiastes parmi nos amis, et même parmi nos confrères, — ô nobles esprtts ! — vont m'arrêter et me répondre de suite :

« Mais c'est précisément cette injustice des hommes qui fait la supériorité de la médecine sur toutes les autres professions ! La médecine n'est pas une carrière banale, un vil métier, une œuvre de mercenaire, c'est un art divin, une vocation sublime, un véritable sacerdoce. »

Et si vous les laissez dire, ils feront retentir pendant longtemps encore à vos oreilles ces belles phrases sonores, ces pompeuses périodes, ces admirables dithyrambes avec lesquels on a l'habitude de consoler le courage malheureux, la vertu persécutée et le génie méconnu.

Tous ces raisonnements dénotent, j'en conviens, un grand cœur, un noble esprit, une âme généreuse et magnanime ; tout cela est toujours excellent en tout temps ; mais c'était bon surtout à l'époque d'Hippocrate et des Asclépiades, où tel roi donnait sa fille en mariage à un médecin qui lui avait sauvé la vie, et tel autre roi faisait cadeau d'une province entière à celui qui lui avait coupé la fièvre. Avec de pareils acomptes on pouvait prendre patience et disserter à loisir sur la vanité des choses humaines.

Mais aujourd'hui, sous le règne du Million,

quand tout le monde compte, et que seul le médecin ne compte pas et ne sait même pas compter, tous les beaux discours sur la grandeur et la dignité de la médecine, toutes les classiques tirades sur le dévouement et l'abnégation ne peuvent avoir qu'un seul résultat pour nous, médecins : nous faire exploiter tous les jours davantage.

Exploités ! nous le sommes par tout le monde.

Exploités par vous, — pardon, c'est par la loi, non par vous — magistrats intègres qui, tandis que vous palpez si régulièrement de si beaux traitements pour faire si peu de chose, ne daignez nous allouer qu'en rechignant des indemnités dérisoires pour nos visites, constatations ou opérations médico-légales. Je sais bien que la loi de 1811 n'est pas large ; mais je sais aussi qu'il y a parfois d'honorables magistrats qui osent l'interpréter assez largement pour que le médecin ne soit pas tout à fait dupe.

Pourquoi tous les magistrats n'agissent-ils pas de même ?...

2

Exploités ! nous le sommes par les préfets, sous-préfets et maires, sans compter les trois ou quatre ministères dont nous dépendons, avec leurs innombrables employés ; en un mot, par l'administration tout entière : par le département, par l'arrondissement, par le canton, par la commune, qui nous taxent à un chiffre inférieur au salaire du dernier des mercenaires pour les visites et soins donnés à leurs indigents.

N'est-il pas vraiment ridicule pour nous, honteux pour l'administration, et odieux pour la société, que nous soyons obligés, nous médecins, — certains d'entre nousdu moins, le plus grand nombre, ceux qui habitent les petites villes et les campagnes, — obligés. de par la vertu de notre diplôme, dedépenser notre santé et notre fortune pour soigner des indigents, — qui sont, notez-le bien, les plus exigeants des malades, — indigents au secours desquels nous sommes déjà forcés de *contribuer* pour notre bonne part, comme tous les autres *contribua-*

bles ; on pourrait même dire plus que les autres contribuables, proportionnellement ?

On peut affirmer sans crainte d'être démenti, que le service médical des indigents n'est pas rétribué, en moyenne, dans les bonnes régions, à plus d'*un franc par tête et par an*. Et encore, dans beaucoup de départements, cette moyenne n'est qu'un idéal auquel on espère un jour arriver.

Quant aux accouchements et aux autres grandes opérations, le tarif, quand il y en a un, est de 5 à 6 fr., pas davantage ; et pour avoir droit à cette indemnité, il faut encore fournir, à l'époque voulue, des états nominatifs en double, indiquant toutes les circonstances de personnes, de lieux et de temps, et portant la signature et le sceau du maire de la commune : en un mot, tout un travail de bureau et toute une série de démarches que beaucoup d'employés se feraient payer plus cher que la somme qu'elles ont pour objet de réclamer. Bref, il est certain que la médecine des indigents ne coûte pas à la société (commune, département, Etat) plus d'un cinquième du prix qu'elle coûte à la clientéle moyenne.

Il n'en est pas de même de la pharmacie qui cote à peu près le même prix pour la clientèle indigente que pour la clientèle ordinaire. Il y a mieux : certains médicaments, et des plus usuels, tels que l'*iodure de potassium* et tous les iodures en général, le *sulfate de quinine* et les différentes sortes de *quinquina*, chlorhydrate de *morphine*, etc., — sont vendus plus cher aux indigents qu'aux clients fortunés. Cela provient de ce que les pharmaciens, pour établir leur mémoire des médicaments fournis aux indigents, sont obligés de se conformer à un tarif administratif souvent vieux de plusieurs lustres, et que, pendant ce temps-là, pendant un quart de siècle, la chimie, le commerce et l'industrie ont réalisé des progrès qui font baisser les prix de beaucoup de produits pharmaceutiques : baisse de prix dont peuvent profiter les particuliers mais dont les communes ne sauraient bénéficier. A quoi donc serviraient les tarifs et les règlements (1) ?

Le pharmacien n'est donc pas dupe comme le médecin, dans le service médical *dit de charité* ; d'autres disent *service médical gratuit*, c'est encore mieux.

Pourquoi le médecin seul est-il victime?

Pourquoi ne retient-on pas, au pharmacien, comme au médecin, les 4/5 ou au moins les 3/4 de ce qui lui est dû ?

Pourquoi ne pas faire subir la même retenue

---

(1) Ces *tarifs administratifs* sont tellement sérieux que jamais on ne paie une fourniture de médicaments dont le nom n'y est pas indiqué en toutes lettres : ainsi le bromure de potassium, qui a été omis par le ou par les auteurs d'un de ces tarifs, ne saurait figurer sur le mémoire du pharmacien, bien que ce soit un des médicameuts les plus fréquemment ordonnés ; par contre, le brôme, qui est sans usage en médecine, a obtenu droit de cité. — On peut également ordonner de l'eau de la Reine de Hongrie ; et les Eaux-Bonnes, ou de Barèges, ou de Vichy, sont proscrites, etc., etc.

à tous les fournisseurs du service des indigents, au boulanger, au boucher, au marchand de charbon et à tant d'autres ?

La réponse est bien simple, c'est parce qu'à ces conditions-là on ne trouverait aucun fournisseur.

Et alors on nous objecte, avec une apparente raison, — apparente seulement, — que nul médecin n'est obligé d'accepter ce service, s'il n'est suffisamment rétribué. C'est vrai, aucune loi ne nous oblige à cela. Mais en supposant que nous n'acceptions pas, en supposant même qu'il ne se trouve pas dans la région un pauvre confrère à qui cette indemnité fera plaisir, toute modique qu'elle soit, il n'en est pas moins certain, — tous le monde le sait, et l'administration surtout, — il n'en est pas moins certain, dis-je, que nous donnerons nos soins aux indigents quand l'occasion s'en présentera et toutes les fois que cela nous sera possible, et sans être payés le moins du monde par les malades ni par la commune, ni par le département.

Il arrive donc souvent que de deux maux on choisit le moindre : ce qui ne prouve nullement que nous ne soyons pas exploités.

Du reste, nous reviendrons plus loin sur cette question de la médecine des Indigents.

Si nous sommes exploités par les grandes administrations, nous ne le sommes pas moins par les petites, par les bureaux de bienfaisance, par les sociétés de secours mutuels, par les sociétés de toute espèce, industrielles et autres, sans oublier les compagnies d'assurances; exploités par nos clients eux-mêmes, qui comptent nos visites et nos consultations, — jamais à leur désavantage, — et qui nous en extorquent perfidement le plus qu'ils peuvent.

Je t'ai promis, ô public, de dévoiler tes faiblesses ; tu vois que je ne manque pas à ma parole. Tu veux bien être guéri, mais tu ne veux pas payer.

Si le médecin ne fait qu'entrer, jeter un coup

d'œil, et sortir sans te faire tirer la langue et te tâter le pouls, cela n'est pas une visite, cela ne compte pas.

Tu le rencontres dans la rue et tu l'arrêtes, alors qu'il est fort pressé, pour lui conter que ta petite Clémentine, qui va faire ses treize ans, a depuis quelques jours mal à la tête et mal au ventre, et que sa mère pense que c'est « *tout cela qui veut venir*, » et que sa grand'mère ne le croit pas, etc. Bref, tu lui demandes ce qu'il faut faire. Il te répond :

« Rien, attendre, et la bien nourrir, et lui faire prendre l'air, et de l'exercice. »

Est-ce une consultation, cela ?

Allons donc, jamais !

Une autre fois, tu le pinces au cercle, où il est venu pour se distraire une demi-heure en feuilletant un journal illustré. Croyant ne pas trop le déranger, et pour lui faire plaisir, tu lui offres un détestable londrès qu'il a la faiblesse de ne pas refuser. Et là, tu l'empoignes, tu lui parles de ce terrible accès de goutte qui t'a cloué au lit pendant tout le mois dernier, et des douleurs aiguës que rien ne pouvait calmer, si ce n'est le dernier médicament, cette fameuse potion à la..... à la chloro..... quoi ? je ne sais plus..... Je ne ferais pas mal d'en avoir toujours chez moi, n'est-ce pas, Docteur ? Mais quel est ce diable de nom ? — Chlorure de triticorepentine (1). — Oh ! je ne retiendrai jamais ce nom-là ; veuillez donc avoir la bonté de l'écrire sur cet agenda, avec la dose, n'est-ce pas, docteur ?

Et il t'a écrit, ou plutôt formulé son ordonnance sur ton calepin. Et vous appelez cela une ordonnance, vous autres médecins ?

— Allons donc, jamais !

Et quand le médecin t'apportera ou t'enverra sa note, tu trouveras qu'il t'a compté trop de visites, ou bien qu'il a élevé ses prix. Et pour peu que tu sois familier avec lui, ou que tes finances soient en baisse, tu vas lui demander *une petite réduction*.

---

(1) Alcaloïde nouveau qui vient d'être extrait, tout récemment, du *Tritium repens*.

Non, mes chers confrères, ne faites jamais de réduction. Une fois entrés dans cette voie-là, vous ne pourrez plus en sortir. Cela se dit, cela se répète, et cela vous déconsidère et cela vous ruinera. Si vous n'avez pas de fortune, vous mourrez à l'hôpital.

D'abord ne faites jamais payer le *nombre* de vos visites, mais leur *importance*.

« *Pour soins donnés à un tel* : *tant*; » et voilà tout. Prenez garde : on cherchera, — surtout dans certaines clientèles bougeoises, — à vous faire détailler vos visites. Les juges eux-mêmes, s'il vous arrive malheureusement d'avoir affaire à eux, — ce dont les Dieux vous préservent ! — les juges eux-mêmes, et tous les hommes de loi chercheront à vous attirer et à vous acculer dans cette impasse : n'y entrez jamais, ne détaillez jamais, au risque de perdre votre procès.

— Allons donc, nous ne sommes pas des épiciers, que diable !

Ceci soit dit sans la moindre intention blessante pour ces honorables négociants en denrées coloniales. J'ai voulu seulement dire que la santé ne se détaille pas comme une denrée quelconque, coloniale ou autre.

Du reste, ce n'est pas le lieu de discuter ici sur l'utilité pratique et les divers avantages, matériels ou moraux, des différentes professions des différents arts, ou des différentes sciences. Pour nous, toutes les professions, tous les arts, toutes les sciences sont utiles, nous dirons même nécessaires. Nous ne cherchons donc pas à établir de catégories. Nous demanderions seulement, ô estimable Public, que tu n'assignes pas aux médecins un rang trop inférieur, et surtout que tu ne les relègues pas tout à fait au bas de l'échelle sociale, pour en faire des espèces d'*ilotes* ou de *parias*.

Certes, nous ne chercherons jamais à disputer le premier rang à la magistrature, au clergé ou à l'armée, cette sacro-sainte triade, ce vénérable trépied sans lequel notre antique société ne saurait un seul instant se tenir en équilibre. Nous ne cherchons pas non plus à nous mettre au niveau des ingénieurs ou des comédiens, des peintres ou des musiciens, des architectes ou des sculpteurs, tous personnages dont tu sais si bien apprécier l'importance, ô excellent public, et dont tu sais si généreusement récompenser les hauts services. Nous sommes plus modestes

Nous demanderions seulement à occuper un rang moyen ou à peu près ; nous demanderions par exemple, à être classés entre l'avoué et le photographe : non pas tout-à-fait pour les égards, le respect, la considération, la confiance que tu accordes à ces dignes citoyens, mais aussi un peu, — il faut bien le confesser, — pour les honoraires convenables que tu leur paies toujours rubis sur l'ongle et sans aucune récrimination.

CHAPITRE II.

MÉDECINE ET MÉDECINS

Le premier malade intelligent qui, par un heureux concours de circonstances, ou grâce à la « *force médicatrice* » de la nature, s'est trouvé une fois guéri ou seulement soulagé, et qui, pour lui-même ou pour d'autres, s'est servi des remarques qu'il avait faites sur les symptômes, la marche et la durée de la maladie, ainsi que sur le régime, — ou diète, — suivi pendant le cours de cette maladie, celui-là fut le premier médecin.

Ce premier malade observateur, qui a été le premier médecin ou le premier sorcier, ou ou le premier prêtre, ou tout cela à la fois, — suivant les différentes circonstances qui se sont présentées dans le temps et dans l'espace dans les caractères et dans les milieux, — n'a pas tardé à avoir besoin d'aides.

Car, pour peu qu'il ait eu de savoir-faire et de chance, de prudence et d'adresse à ses débuts, il a certainement obtenu des succès et tout de suite a vu affluer les clients.

Et quand même il n'aurait réussi à guérir qu'une fois de temps en temps, il arrivait toujours assez facilement, — soit par son ascendant, soit par sa douceur, — à consoler ses patients, et par conséquent à les soulager. C'est déjà là un résultat considérable, la moitié de la médecine..., et même davantage.

Et quels étaient ses moyens, ses remèdes, ses instruments ? Tout ce qu'il y a de plus simple : pour les maladies internes, de l'eau froide ou chaude, suivant les besoins ; les différents liquides naturels ou fermentés ; des racines, des feuilles, des fleurs de plantes indigènes, en infusion ou décoction ; pour les maladies externes, les mêmes moyens, et en outre des applications chaudes ou froides, des frictions faites avec des peaux fraîches ou desséchées, des onctions pratiquées avec les mains préalablement huilées, et même souvent un véritable massage analogue à celui qui se pratique encore aujourd'hui ; en un mot, tout un travail spécial des mains (*Cheir ergon*, travail des mains, chirurgie), travail souvent repris de plusieurs façons différentes dans la même séance ou recommencé un grand nombre de fois, dans des séances successives et plus ou moins espacées, travail remarquable, et admirablement fécond en résultats heureux ; mais aussi, travail long, ennuyeux et ordinairement très pénible, presque aussi pénible pour l'opérateur que pour l'opéré : c'est sans doute pour cela qu'il a été délaissé par les grands chirurgiens de nos jours, pour rester l'apanage de quelques familles de rebouteurs ou *guérisseurs*.

Quoi qu'il en soit, il est fort probable que pendant un grand nombre de générations, — plusieurs siècles et même plusieurs milliers d'années, — quelques familles seulement, par exemple les Asclépiades en Grèce, restèrent seules dépositaires des différents secrets ou arcanes de l'art de guérir.

D'apothicaires, il n'était nullement question alors, puisque le médecin seul connaissait les qualités et les doses des différents remèdes, ainsi que le moment de l'administration et la durée du traitement.

Mais un jour, dans une contrée habituellement ou accidentellement fertile en malades, surgit un médecin à l'esprit novateur qui, par ambition ou par dévouement, — en tout cas pour accorder plus de temps à ses clients, — résolut d'abandonner à ses subalternes, à ses aides, la préparation et la conservation de ses médicaments. Ses confrères, ses concurrents, durent l'imiter et laisser à leurs aides la manipulation des drogues, simples et composées. *(pharmakon)*. Et voilà fondé le premier collège d'apothicaires, ou pharmaciens.

Pendant plusieurs siècles, — deux mille ans

et plus, — les apothicaires demeurèrent, non pas les serviteurs, comme d'aucuns le prétendent (puisqu'ils étaient ordinairement établis à leur compte), mais les subalternes dociles, les aides dévoués et fidèles des médecins et des chirurgiens.

Comme tout cela a changé depuis !!!....

Depuis un siècle, les sciences médicales d'une part, et d'autre part les sciences physiques et naturelles, ont pris un développement tel que le médecin à dû se borner aux notions essentielles des sciences accessoires pour en laisser au pharmacien l'étude plus complète et plus approfondie.

Et comme le domaine de la thérapeutique et de la matière médicale s'élargissait en même temps que celui des autres sciences, il en est résulté, pour le médecin comme pour le pharmacien, un surcroît de besogne préliminaire ou préparatoire, avant d'aborder la technique spéciale de leur profession. La somme de leurs connaissances s'est considérablement augmentée ; et c'est précisément ce progrès qui a contribué à rendre de plus en plus divergentes ces deux sciences ou plutôt ces deux professions qui, inséparables et identiques à l'origine, sont devenues ensuite et sont longtemps restées parallèles, pour se scinder enfin en deux sciences, ou deux arts, ou deux professions totalement distinctes. Distinctes, mais non indépendantes ; car de même que la médecine ne doit jamais perdre de vue son éternel objectif, le traitement des maladies à l'aide des remèdes internes et externes, de même la pharmacie ne doit jamais oublier que son unique raison d'être, sa condition *sine qua non* en *tant que pharmacie*, c'est la préparation des dits remèdes internes et externes. Apothicaire vient du mot grec *apothêkê*, magasin, boutique de réserve.

Laissons-là les pharmaciens et la pharmacie, nous y reviendrons plus tard.

D'abord sous le nom de médecine on doit comprendre toutes les parties l'art de guérir, c'est-à-dire : 1° *l'hygiène*, avec toutes ses divisions et subdivisions : hygiène privée et publique, hygiène hospitalière, hygiène militaire, hygiène navale, hygiène urbaine, rurale, etc, etc ; — 2° la *thérapeutique* avec toutes ses sciences accessoires, et se divisant en *thérapeutique médicale* proprement dite, en *thérapeutique chirurgicale* à laquelle on peut rattacher *l'orthopédie* et la *prothèse* ; 3° *l'obstétrique*, ou l'art des accouchements.

Il n'est pas sans intérêt d'analyser, — seulement en passant et fort rapidement, — ces trois branches principales de la médecine.

1° *L'hygiène* exige la connaissance de la science des milieux : ciel, sol, eaux, air et vents, atmosphère et météores, et leurs rapports avec l'homme qui vit au milieu d'eux, et qui sans cesse modifié par eux, les modifie à son tour par ses actes d'assimilation et de désassimilation.

2° La *thérapeutique*, tant médicale que chirurgicale, suppose connues : l'anatomie et l'histologie, la physiologie et la pathologie (comprenant elle-même l'étiologie, la symtomatologie et la séméiologie) ; la matière médicale tout entière, comprenant la pharmacologie, l'hydrologie et la posologie ; et enfin la prothèse et l'orthopédie.

3° *L'obstétrique*, en outre de tout ce qui précède, doit encore étudier d'une façon toute particulière l'embryologie, la pédiatrie, et la gynécologie.

Toutes ces études en supposent d'autres préalables : Physique, chimie, mécanique, (et par conséquent mathématiques) météorologie, histoire et géographie, minéralogie, botanique et zoologie, rien ne doit être inconnu au médecin. Ce n'est pas à dire que toutes ces sciences, — surtout les sciences dites accessoires, — soient absolument indispensables à l'exercice de la médecine. On peut être médecin, on peut même être un bon praticien, et ignorer certain nombre des sciences énumérées ci-dessous. C'est en cela que la médecine diffère des autres sciences ;

et c'est en cela également qu'elle ressemble aux autres arts, tels que la poésie, la peinture et la musique.

De même qu'il y a des hommes qui naissent poètes, peintres ou musiciens, et qui produisent des œuvres remarquables sans jamais avoir appris la prosodie, le dessin ou le solfége ; de même il peut y avoir, et il y a eu de tous temps des médecins qui ont reçu de la nature le coup d'œil, le *tact médical*. Et si ces individus privilégiés ont, en outre, l'occassion et les moyens d'étudier et de connaître les autres sciences relatives à leur art, ils deviennent éminents parmi plus éminents de leurs confrères.

Il n'en est pas moins vrai que la médecine, qui est l'art de maintenir la santé et de prévenir les maladies ainsi que de les guérir, ou en d'autres termes, qui a pour but de retarder la mort le plus possible par des mesures préventives et curatives, soit d'une manière immédiate par la thérapeutique médico-chirurgicale, soit d'une manière médiate par les règles de l'hygiène, la médecine, dis-je, est la plus compliquée de toutes les sciences et de tous les arts le plus difficile.

Comment pourrait-il en être autrement ?

La santé n'existe pas, pas plus que le repos pas plus que toutes les autres abstractions. L'absolu n'existe pas, tout est relatif. Tout corps est doué de mouvement et de mouvement d'autant plus complexe que sa constitution est plus compliquée.

Tout mouvement produit de l'usure : le diamant, moins vite, mais aussi sûrement que la pierre ponce ou l'albâtre, s'use par le frottement ; la plante, comme l'animal, s'use par le fonctionnement de ses organes, c'est-à-dire par leur réaction contre l'action plus ou moins rapide, plus ou moins énergique des forces extérieures. L'homme, qui est l'organisme le plus compliqué, ne saurait donc échapper à cette loi. L'humanité elle-même, considérée abstractivement comme être collectif, est soumise à cette loi universelle; de là, ses vicissitudes physiques et morales, ses tares inévitables.

Il est donc suffisamment prouvé que la santé, de quelque façon qu'on la définisse, ne peut jamais exister, puisque la vie dont elle est un idéal particulier d'harmonie et de perfection, est un acheminement ininterrompu vers la mort.

Il est par là démontré que la médecine ne pourra jamais arriver à la certitude d'une science exacte, et qu'elle ne sera jmaais qu'un art infiniment compliqué et variable, ayant pour but de retarder le plus possible, par des séries de tâtonnements plus ou moins habiles et de combinaisons plus ou moins savantes, la rapidité avec laquelle arrive, pour tous les composés cosmiques, organisés ou non, l'échéance fatale de la dissolution, l'inéluctable nécessité de la transformation éternelle.

Nous venons de définir la médecine, d'indiquer son but, — but fuyant sans cesse comme dans un perpétuel mirage. — et de jeter un coup d'œil général sur l'étendue de son domaine. Mais la médecine, ce n'est pas le médecin. C'est ici surtout qu'il est vrai de dire : *Tant vaut l'homme, tant vaut le système.*

D'abord le vrai médecin, le praticien consciencieux n'a pas de système. Il va au plus pressé. La première tâche, et la plus importante, est de conjurer tout danger immédiat, tout péril imminent : asphyxie, syncope, hémorrhagie, interne ou externe, et tant d'autres accidents mortels, demandent des secours aussi prompts et aussi énergiques que possible. Lorsque la vie n'est pas directement et immédiatement menacée, le plus souvent le médecin est appelé pour combattre la douleur, ou des douleurs, ou bien et plutôt en même temps pour rétablir dans leur état normal les fonctions d'un ou de plusieurs organes. Pour arriver à ce résultat, pour soulager le plus possible ses malades et pour les guérir s'il y a moyen, il ne peut pas toujours se servir des mêmes armes, ni toujours de la même méthode. A chaque cas particulier, il opposera des armes différentes et différents moyens d'attaque et de défense, et cela non seulement pour chaque maladie, mais pour chaque malade, suivant l'âge, le sexe et la constitution. Il suivra tantôt la *méthode expectante*, — expectation simple ou armée, — tantôt la *méthode perturbatrice* ; il choisira parmi les *Altérants*, les *Révulsifs*, et les *Dérivatifs* ; il fera à l'occasion, de *l'hydrothérapie*, de *l'électrothérapie*, peut-être aussi de la *magnétothérapie*, — (aimants et solénoïdes) — peut-être encore de la *métallothérapie*, et même de *l'idéothérapie* (hypnotisme et suggestion) ; au besoin, il osera se montrer *microbien*, *dosimétriste*, j'allais dire *homéopathe*.

Microbien ou microbicide ? pourquoi pas ? Les galeux, les teigneux et les vermineux de toute espèce se sont toujours très bien trouvés des parasiticides appropriés à leur cas. Mais s'il s'agit d'épileptiques, d'hystériques, ou des différents genres de névropathes, de paralytiques, de cardiaques, et même de goutteux ou de rhumatisants (quoi qu'en disent Jaccoud et ses coadjuteurs), le praticien sage, le clinicien, saura s'abstenir de tous ces microbicides plus ou moins toxiques et s'en tenir aux anciennes médications, dont les bienfaits sont connus de longue date, et qui, en tout cas, ne sont jamais dangereuses.

Dosimétriste, ou dosimétrique, ou dosimètre ? Pourquoi pas ?

S'il a plu à un illustre chirurgien belge d'adopter ce mot pour indiquer une méthode qui consiste : 1° à donner les médicaments jusqu'à effet produit ; 2° à choisir parmi les médicaments ceux dont la composition est la mieux définie et l'action la plus rapide et la plus certaine (tels sont la plupart des alcaloïdes végétaux), ce n'est pas une raison suffisante pour exclure le mot, qui ne date pas d'hier, ni la méthode qui a toujours été suivie en cas de besoin par tous les praticiens sérieux de tous les temps et de tous le pays.

On ne pouvait pas ordonner la quinine, ni

la strychnine, ni la morphine, avant qu'elles ne fussent découvertes ; encore moins l'hydroferrocyanate de quinine, ou le bromhydrate de morphine ; mais on ordonnait le quinquina et la noix vomique, et l'opium, et l'on s'en trouvait presque aussi bien, — non les pharmacopoles, mais les malades. — Et si deux doses quotidiennes ne suffisaient pas, on en donnait 3, 4, 6, 10, etc , tant qu'il le fallait, tant que le médecin le jugeait utile. N'était-ce point là de la Dosimétri ?

Les partisans de la Dosimétrie n'aiment pas les potions, ils préfèrent les granules, — granules dosimétriques, bien entendu, les autres ne valant rien ; — et voici les raisons qu'ils donnent de leur préférence.

Dans la potion, disent-ils, il entre un peu de tout : un ou quelquefois plusieurs médicaments actifs, un ou plusieurs sirops plus ou moins composés, des teintures, des eaux, distillées ou non, etc., etc. Cela fait un mélange indigeste, incongru, dont les divers éléments ne sauraient se dégager, se dissocier assez rapidement pour aller attaquer les symptômes auxquels on veut les opposer. Le granule, au contraire, — le granule dosimétrique toujours, — ne renfermant qu'un seul médicament, un seul principe, va droit au but, sans être arrêté par aucun obstacle.

Cette raison serait peut-être bonne si les Dosimètristes en donnaient qu'un seul granule d'une seule sorte à la fois ; mais comme ils en donnent toujours plusieurs, souvent 4, 5, 6, jusqu'à 10 ou 12 à la fois, de plusieurs sortes différentes, deux ou trois de chaque sorte par exemple ; comme, en outre, ils sont souvent obligés de les faire dissoudre dans l'eau ou dans une tisane quelconque, il s'ensuit qu'ils tombent eux-mêmes dans le cas des autres médecins, des « Allopathes », comme ils disent.

Un exemple fera mieux comprendre les choses.

Supposons un cas de toux spasmodique,

quinteuse, sans lésions graves à l'appareil respiratoire, un cas de coqueluche, si vous voulez, datant de quelques jours.

Le médecin dosimètre formulera ainsi son traitement.

1° *Dominante* : *sulfure de calcium*, granule au centigramme, de 2 à 5 toutes les deux heures, ou plus souvent, suivant l'âge, la tolérance, etc.

2° *Variante :* 1° *Hélénine*, au centigramme, 1 granule toutes les 2 heures ; 2° *hyosciamine* au 1/2 milligramme, 2 granules par jour; ou bien *Valérianate d'atropine* ; même dose ; 3° *Camphre bromé*, à 1 centigramme, 2 granules toutes les 2 heures ; 4° au besoin, *digitaline* et *aconitine*, granules à 1 milligramme, 2 de chaque sorte tous les soirs ; 5° *enfin émétine, scillitine, codéine, morphine, apomorphine, strychnine*, etc., etc., suivant les indications.

Bref, le traitement complet pour un cas assez grave et rebelle, surtout si l'enfant est un peu âgé et assez fort, comprend au moins vingt granules, administrés par doses de un ou deux granules de 3 ou 4 sortes à la fois, et toutes les heures ou deux heures, dans de l'eau sucrée, on dans un loch blanc, ou en nature si l'enfant en est capable.

Un médecin ordinaire, « *allopathe* », si vous tenez à ce mot qui n'a plus aucune signification aujourd'hui, excepté pour MM. les Dosimètres, — un médecin ordinaire, dis-je, prescrira le *Traitement de Trousseau* : pilules d'extrait de belladone à 1 centigr. une tous les matins, puis deux, puis trois si c'est nécessaire; ou le *Traitement de Gibert*, tartre stibié et extrait de belladone, ââ 1 milligramme pour une pilule ; de 2 à 10 par jour ; ou bien enfin si l'agitation augmente, si la toux est opiniâtre et empêche trop le sommeil, il formulera une potion dans le genre de celle-ci :

Bromure de potassium..........	1 à 2 gr.
Alcoolature d'aconit........	2 à 4 gr.

Sirop d'ipéca................	15 à 20 gr.
Sirop de belladone...........	āā 30 gr.
Sirop de codéine.............	
Eau distillée de laitue........	1 0 gr.

f. s. a. potion.

à prendre par cueillerée à café, ou à soupe, toutes les deux heures, — surtout dans la soirée. — On peut trouver cette potion trop compliquée, et les éléments de ce mélange trop disparates. C'est possiblo.

Mais il n'est pas moins vrai que, dans beaucoup de circonstances, ce mélange a rendu de grands services, que cette potion est facile à prendre pure ou mêlée à un loch ou une tisane quelconque et facile à administrer. Il n'en est pas moins vrai aussi que ces trois traitements comptent au moins autant de succès que le traitement dosimétrique.

Nous n'avons point parlé du régime qui sera toujours le même pour tous les praticiens instruits, pour tous les médecins dignes de ce nom, quel que soit le titre qu'ils se donnent, quelque soit le drapeau qu'ils arborent.

Maintenant, pour ce qui est de la partie pharmaceutique du traitement, je le demande à tous les hommes de bonne foi, médecins ou pharmaciens, y a-t-il moins de mélanges, moins de drogues dissoutes et triturées ensemble, moins d'associations hasardées, de substances équivoques (1) dans le traitement des médecins dosimètres que dans celui des autres médecins ? Et même au point de vue *culinaire*, puisqu'ils tiennent aussi à ce mot,— s'il y a une différence, est-elle en leur faveur?

Quatre ou six granules de différentes substances, dissous ensemble dans une cuillerée de

(1) Narcéine, apomorphine, hélénine, scillitine, brucine, croton-choral ? ? ? .... quel est le clinicien sérieux qui peut jamais répondre de l'effet produit, — surtout sur des enfants, — par tous ces médicaments, mal connus pour la plupart, et peu expérimentés ? ..... surtout s'ils sont associés aux quatorze ou quinze autres cités plus haut ? .., ..

tisane ou d'eau pure, forment-ils une combinaison plus scientifique et plus efficace qu'une potion ordinaire ? Et quand même ces granules viendraient de la Maison « *qui n'est pas au coin du quai,* » de la vraie, de la seule maison qui en a le monopole, est-ce là une raison suffisante pour leur assurer une supériorité incontestable sur tous les autres granules, pilules, et autres préparations plus ou moins *culinaires* ? — Alors, tous les pharmaciens, sauf un seul, sont des ânes ou des voleurs ; et tous les médecins, qui ne sont pas dosimètres, sont également des imbéciles ou des hâbleurs ? La conclusion serait cruelle et trop désolante.

Mieux vaudrait encore être homéopathe. Homéopathe ? Eh ! oui ; pourquoi ne ferait-on pas un peu d'homéopathie, de temps en temps ?

C'est sutout dans grands centres que se recrute la clientèle homéopathique ; mais il ne faut pas croire qu'il n'y aurait rien à faire sous ce rapport dans les campagnes les plus reculées.

Tout médecin un peu occupé a certainement dans sa clientèle plusieurs malades, hommes ou femmes, — femmes surtout, — qui ne retireraient que des bienfaits de la méthode homéopathique. A part les maladies organiques, c'est-à-dire à lésions tangibles ou visibles, ou évidentes, à part les maladies chirurgicales, plus des trois quart des maladies des femmes, et plus de la moitié des maladies des hommes seraient traitées par l'homéopathie avec autant de succès pour le moins que par toute autre méthode.

Et n'allez pas crier au paradoxe. A part ses conceptions fantaisistes et ses théories mystiques, en quoi l'homéopathie diffère-t-elle pratiquement, c'est-à-dire sous le rapport thérapeutique et diététique, de la méthode expectante pure ? L'une et l'autre ne savent-elles pas recourir au besoin aux révulsifs et aux dérivatifs ? L'une et l'autre ne prescrivent-elles pas à peu prés le même régime, mêmes boissons, mêmes aliments, mêmes soins externes et internes ? L'une et l'autre ne font-elles pas des emprunts, lorsque le cas l'exige, â l'hydrothérapie, à la balnéothérapie, à l'électrothérapie, et à cette pauvre vieille et excellente *Iatraliptique*, qu'on paraît vouloir remettre en honneur non sans raison ?

Et ici j'en appelle,— non aux fanatiques, non aux médecins en chambre, non aux inventeurs ou aux lanceurs de médicaments nouveaux et de méthodes nouvelles,— mais à tous les praticiens sérieux, soucieux d'être utiles à leurs clients, et sourtout de ne pas leur être nuisibles ; qu'ils me répondent la main sur la conscience : Y a-t-il beaucoup de maladies de femmes, d'hommes ou d'enfants pour lesquelles, pratiquées comme il vient d'être dit, c'est-à-dire consciencieusement, rationnellement, les méthodes, homéopathique ou expectante, seraient moins utiles, moins efficaces et plus funestes que toute autre méthode ?

La plupart de ceux à qui je m'adresse répondront : « Ces méthodes, sagement appliquées, valent autant que les meilleures ; elles ont de plus un avantage considérable c'est qu'elles ne sont pas exposées à autant de dangers et d'accidents, et qu'elles conviennent mieux que les autres au traitement de beaucoup de maladies plus ou moins nerveuses, et plus ou moins chroniques. »

Quelques impatients seuls, quelques jeunes cerveaux surexcités par leurs premiers succès, par leurs premières audaces, leur feront le reproche de ne pas agir assez rapidement ni assez énergiquement.

Agir ? Etes-vous toujours sûr, jeune confrère qu'il ne vaudrait pas mieux rester tranquille, attendre et veiller ?

Rapidement ? Etes-vous toujours sûr de vous arrêter au moment propice, et de ne pas dépasser le but ?

Energiquement ? Etes-vous toujours sûr de ne pas frapper trop fort, ou même de frapper juste ?

— Non. Eh bien ! alors, soyez prudent et

attentif, ne jetez pas un regard de dédain sur les *Expectants*, ni sur les *Homéopathes*, ni même sur les *Dosimètres*. S'ils sont sincères et habiles, ils auront du succès comme vous, autant que vous, plus que vous peut-être.

Si l'*Idéothérapie*, c'est-à-dire l'hypnotisme plus ou moins compliqué de suggestions, ou de simulations, obtient des succès, quelle est la méthode qui n'en obtiendra pas? si l'eau de fleur d'oranger, ou le jus de citron, ou toute autre limonade en bouteille, — et en bouteille bien bouchée, bien ficelée et bien cachetée, — peut agir, non portée directement sur la muqueuse de l'estomac, mais tenue à distance de plusieurs pieds, de plusieurs mètres du patient, si cela peut agir efficacement sur un malade, en vertu d'un certain rayonnement pharmaco-dynamique inhérent aux propriétés réelles, ou supposées, *suggérées*, des drogues en expérience : eh bien ! franchement, il ne faut plus douter de rien. Tout est possible.

Tout peut devenir médicament ; il n'y aura plus que la manière d'opérer. Tout pourra servir ; mais il faudra savoir la manière de s'en servir. On a donc eu tort de ne pas rétablir dans le nouveau Codex les anciennes formules depuis lontemps tombées en désuétude, les préparations de poumons de renard, de foies de loup, de sperme de grenouilles, la poudre de cloportes et de vers de terre, les sirops de vipères et les huiles de petits chiens, de crapauds, ou de scarabées, etc., etc. Tout est bon ; c'est au praticien instruit et clairvoyant de savoir quand, et comment, et pour qui et pourquoi c'est bon.

Le vrai médecin doit être éclectique ; et ce qu'il doit éviter avant tout c'est l'exclusivisme, l'esprit de système. S'il veut réussir, il ne traitera pas toutes ses hystéries par le magnétisme animal, ni même par les aimants accompagnés ou non de solénoïdes, ni surtout par l'hypnotisme et les suggestions. Il ne traitera pas toutes ses paralysies par l'électrothérapie, ni toutes ses tumeurs par la galvano-caustique thermique ou chimique. Il ne plongera pas indistinctement et impitoyablement toutes ses fièvres thiphoïdes dans la *baignoire de Franz Glénard*. Enfin il n'administrera pas tout de suite de microbicide, si peu phéniqué soit-il, dans un cas d'épilepsie ou de névralgie sciatique.

Bref, il saura voir ce qu'il y a d'exagéré dans tous les systèmes, et prendre ce qu'il y a d'utile dans toutes les méthodes. C'est ainsi, et ainsi seulement, qu'il pourra conserver et rétablir la santé de ses malades, et acquérir en même temps une bonne et solide réputation.

Cette bonne et solide réputation lui est absolument nécessaire pour lui procurer, non la fortune à laquelle très peu de médecins arrivent, mais la simple aisance, cette *aurea mediocritas* qui fait disparaître les craintes du lendemain et diminuer les soucis de l'avenir.

Elle lui est non moins nécessaire pour le soutenir dans ses luttes quotidiennes contre les forces déviées de l'organisme humain, et même contre les puissances aveugles de la nature,

Elle lui est nécessaire enfin et surtout pour le consoler et le fortifier dans la vie d'isolement intellectuel et moral, sinon matériel, à laquelle il est condamné à perpétuité.

Qu'est-ce, en effet, que le médecin, j'entends le praticien qui a une clientèle suffisante pour l'occuper et le faire vivre.

Le médecin est un être à part dans la société.

Pour l'ouvrier, à la ville comme à la campagne, c'est plus qu'un bienfaiteur, c'est un père, presque un Dieu. Ne faut-il pas qu'il soit tour à tour pour la même famille, et tout à la fois pour tout le monde, médecin, chirurgien oculiste, accoucheur, dentiste, infirmier même au besoin ? Il passe sa vie au milieu de ce peuple qui le respecte, — respect mêlé de crainte, ou d'affection, suivant son caractère ; — il passe ses jours et ses nuits au milieu du peuple mais il n'est point peuple : il n'en a ni les goûts ni les peines, ni les plaisirs, ni les ambitions

Pour le boutiquier ou petit commerçant, le médecin n'est plus tout à fait la même chose.

C'est un monsieur qu'on appelle aussitôt qu'on a quelqu'un de malade, — souvent pour faire comme tout le monde, — qu'on respecte, qu'on flatte même, jusqu'à la fin de la maladie, ou plutôt jusqu'à la présentation de la note d'honoraires, et qui plus tard ..... n'est plus qu'un citoyen ordinaire, qui fait son métier comme un autre. Que pourrait-il donc avoir de plus qu'un autre ? On se sert de lui, on le paie, on est quitte. Quoi de plus juste ?

Pour les classes dirigeantes : aristocratie, haute finance, grosse bourgeoisie, le médecin, quand il n'est pas un familier de la maison, — j'allais dire un *famulus*, — c'est un personnage pour lequel on a peut-être des égards et même un certain respect, — comme pour le magistrat, — mais pour lequel on n'a guère de sympathie ni d'affection : parfois même on éprouverait plutôt, vis-à-vis de lui, une certaine gêne, une certaine contrainte, qui pourrait aller jusqu'à la défiance. Bref, *on aime mieux sans lui qu'avec.* Ce sentiment, du reste, n'a rien que de très naturel à l'égard du médecin comme à l'égard du magistrat. Dans une société où les plus grands crimes et les vices les plus honteux, de même que les plus graves maladies et les diathèses les plus répugnantes, semblent devenir de plus en plus l'apanage des classes les plus élevées, n'est-il pas tout indiqué d'éviter avec le plus grand soin les yeux trop clairvoyants qui pourraient découvrir ce qu'on ne veut pas montrer ; qui pourraient pénétrer les secrets qu'on a tant d'intérêt à entourer du plus profoud mystère ?

Pour le magistrat, le médecin est un rival, presque un ennemi, comme pour le prêtre. N'est-il pas comme eux, plus qu'eux, appelé à pénétrer les secrets les plus intimes des personnes, des familles qui ont recours à lui ?

Premier motif de rivalité, de jalousie. Souvent prêtre et magistrat ont besoin du médecin, soit pour eux-mêmes, soit pour l'exercice de leurs fonctions. Lui, n'a jamais besoin d'eux, ou très rarement, ou pour des raisons tout à fait secondaires ; en tous cas, il lui est toujours très facile de se passer d'eux : deuxième motif.

Dans leurs entrevues avec le médecin, dans leurs conversations, plus ou moins nécessaires, plus ou moins fréquentes, prêtre et magistrat finissent toujours, — qu'ils le veuillent ou non, — par lui laisser voir le fond de leur sac. Eux, ne peuvent voir et savoir de lui que ce que tout le monde voit et sait : troisième motif.

Et puis encore, du prêtre et du magistrat on peut se passer ; on peut se priver de leurs sera vices. Un honnête homme, par exemple, qui serait en même temps libre-penseur, pourrait jurer qu'il n'aura jamais recours à l'un ou à l'autre ; il ne pourra jamais répondre qu'il n'aura pas recours au médecin : quatrième motif.

Enfin, tout le monde, plus ou moins, principalement ceux qui pratiquent une religion

— et qui ne pratique pas, peu ou prou? — tout le monde est sous la dépendance du prêtre et du magistrat. Quand ils interrogent, il faut leur répondre; quand ils commandent, il faut leur obéir. Le médecin, lui, peut ne pas répondre, peut ne pas obéir; il peut opposer une excuse, une raison qui le protège contre leurs exigences, et qui est pour lui un véritable palladium : le secret professionnel.

Aussi le médecin ne devra jamais oublier que le secret professionnel constitue le plus strict et le plus rigoureux de ses devoirs, en même temps que le plus absolu et le plus imprescriptible de ses droits. Nulle autorité, nulle considération ne peut l'obliger à trahir ce devoir, à renoncer à ce droit. Toute doctrine contraire est une hérésie.

On viendra certainement lui dire : « Le salut public, l'intérêt de la société, de l'humanité tout entière, la loi, exigent que vous vous portiez dénonciateur, que vous dévoiliez ce que vous avez connu dans l'exercice de votre profession..... »

C'est là une erreur grossière propagée par l'esprit de tyrannie : il ne faut pas vous y laisser tromper. C'est un piège tendu par l'escobarderie bourgeoise à votre bonne foi : il ne faut pas y tomber. C'est une tentation adressée par les puissances du mal aux vils instincts, aux basses passions qui, comme des reptiles au fond d'un cloaque, grouillent au fond de toute nature humaine : il ne faut pas y succomber.

Les employés ou fonctionnaire de l'Etat, qui sont, eux aussi, tenus au secret professionnel, peuvent bien être obligés, dans certains cas, à se porter dénonciateurs devant un juge ou un tribunal qui les requiert en bonne et due forme. C'est même alors pour le fonctionnaire un véritable devoir de dévoiler ce qu'il a appris. Le médecin même, s'il est fonctionnaire, — mais à raison seulement de ses fonctions, — peut, s'il en est légalement requis, dévoiler ce que sa science lui a appris dans l'exercice des dites fonctions : expertises médico-légales, constatations de décès, conseil de révision, etc., etc. Mais c'est tout. Quand un médecin a été appelé par un particulier quelconque, — client habituel ou accidentel, — quand il l'a examiné, étudié et qu'il lui a donné ses soins et ses conseils, il lui doit le secret le plus absolu, par le seul fait de s'être rendu auprès de lui, ou de l'avoir écouté ou seulement admis en sa présence. Et quand même cet individu tomberait ensuite, ou serait déjà tombé sous le coup d'une poursuite judiciaire, le secret n'en est pas moins absolument obligatoire. Aucune puissance, je le répète, aucune loi ne peut affranchir le médecin de ce devoir, ni lui retirer ce droit.

Il est donc nécsssaire que le médecin se rende bien compte des obligations qui lui incombent et qu'il conçoive la plus haute idée possible de l'importance de son rôle. Et s'il ne veut pas s'exposer à trahir les nombreux secrets dont il est dépositaire, il faut qu'il ait soin d'éviter toutes les occasions qui, de près ou de loin, pourraient l'entraîner à cette impardonnable défaillance. Il ne faut donc pas qu'il s'abaisse à parler médecine avec des profanes, même avec ses clients les plus instruits, même avec ses amis non médecins.

Voyez ce qui se passe quand un particulier veut s'arranger de façon à assister à la consultation ou à la visite d'un médecin. S'il est parent ou ami du malade, il ne rencontre bien souvent aucune difficulté : ce qui établit déjà une différence notable entre le médecin et le reste du monde.

La plupart des artisans ordinaires, à plus forte raison les artistes, ne travaillent pas souvent, n'aiment jamais travailler devant le public, devant des étrangers, des profanes. Le médecin, lui, aime assez travailler devant la galerie ; il fait volontiers parade de la sûreté de son diagnostic, de la certitude de son pronostic, de l'efficacité de son traitement. Il entre volontiers en campagne pour soutenir ou pour combattre telle ou telle théorie à la mode, pour vanter ou pour dénigrer tel ou tel médicament nouveau. On peut sans crainte lui demander pourquoi, — dans le cas présent, par exemple, — il ne prescrit pas le sulfate de quinine, ou l'ergot de seigle, ou l'iodure ou le bromure de potassium, etc., etc. Il répond parce que ceci, parce que cela ; peut-être essayera-t-il d'éluder ou de déplacer la question, c'est tout ce qu'il peut faire ; mais répondre, il répondra toujours, il répondra quand même. Il est très tolérant, le médecin. Sa tolérance va même quelquefois jusqu'à la faiblesse, jusqu'à la plate obséquiosité. Il y a, par exemple, des médicaments qui d'avance sont frappés de discrédit par la masse ignorante : tels sont le mercure, l'arsenic, l'opium, etc.

Eh bien ! il y a des médecins qui ont la faiblesse d'user de subterfuges pour faire admettre à leurs malades un traitement dans lequel il est nécessaire de faire entrer une de ces drogues proscrites : on ordonne ainsi la pommade à l'hydrargyre, simple ou double, la liqueur de Fowler, ou de Pearson, les pilules d'extrait thébaïque, etc. C'est là une conduite que nous oserons taxer de faiblesse, pour ne pas dire de platitude.

Mais que dirons-nous des médecins qui, tout en jugeant ces médicaments utiles et même nécessaires à leurs malades, n'osent pas les leur administrer, par crainte de leur déplaire ? Ici la platitude s'allie à l'indignité. Et enfin, que penser de ceux qui, sachant que ces médicaments sont indispensables dans certaines maladies, spéculent sur l'ignorance et la crédulité du public, et sur les préventions stupides de leurs malheureux clients pour leur faire avaler une infinité de biscuits, de robs, ou de capsules, et toute espèce de drogues aussi coûteuses qu'inefficaces ?

Ici, c'est le crime qui s'allie à l'indignité. Il est vrai que dans ce dernier cas, le médecin souvent n'est que complice : complice du pharmacien ; et même dans certains cas, complice forcé. Expliquons-nous. Un médecin vient de s'installer dans le rayon d'un pharmacien qui a inventé ou qui s'est approprié une de ces spécialités louches, à réputation équivoque ou qui en est seulement le dépositaire. Il peut même arriver que ce médecin ignore le nom et la propriété de cet article de commerce. Alors il n'en parle pas, il ne l'ordonne jamais. Le pharmacien, lui, parle et ordonne. Les malades écoutent et paient le pharmacien. Et le médecin s'apercevra bientôt que son voisin est à ménager ; et qu'il ne faut pas dire trop de mal de ses produits ; qu'il faut même en dire du bien et beaucoup de bien, et les ordonner souvent, sans quoi, gare aux réflexions malicieuses, aux commentaires malveillants, chaque fois que M. le Chevalier du Pilon aura entre les mains une de ces ordonnances. Bientôt ce sera une guerre ouverte et acharnée qui se terminera, là comme ailleurs, par la défaite du plus faible, c'est-à-dire du plus honnête, c'est-à-dire du plus pauvre, c'est-à-dire du médecin. Car, là comme partout la force prime le droit.

Si, au contraire, le médecin n'a pas le courage de rester honnête, en restant pauvre, ce qui peut arriver ; ou de s'en aller ailleurs, ce qui est difficile, il fait cause commune avec le pharmacien, et alors gare aux malades qui passeront par là !

Si le médecin ne doit pas parler médecine avec le commun des mortels, à plus forte raison ne doit-il jamais discuter avec les malades sur un point quelconque de thérapeutique ou d'étiologie, ou sur quelque sujet que ce soit relatif à la médecine. Tout cela est d'une importance capitale, si le médecin veut conserver son autorité, son influence, sa dignité......... et ses clients.

Si souple que soit votre intelligence, si grande que soit votre érudition, si étendue que soit votre expérience, le premier boutiquier venu pourra vous poser une question insoluble, et compromettre ainsi grandement votre prestige, et même votre réputation. Que dis-je? une question insoluble? Il y a plus dangereux que cela : il y a les questions délicates, épineuses, insidieuses, — surtout si vous êtes un débutant, ou bien, ce qui revient au même, un étranger pour votre client.

Et, dans bien des cas, vous ne pouvez pas ne pas répondre, principalement quand c'est un parent ou un ami de la famille du malade. Donc vous répondrez, mais vous répondrez pour ne rien dire : il faut que votre réponse ne signifie rien, et qu'on n'en puisse tirer aucune conclusion. Il faut aussi que cette réponse ne froisse pas la susceptibilité de votre client, et ne l'éloigne pas de vous à tout jamais. C'est toujours très difficile d'éloigner le questionneur et de conserver le client. On peut même affirmer d'une manière générale, que le client questionneur est un client coureur, consultant tantôt un médecin, tantôt un autre, s'adressant même parfois à un pharmacien ou à un herboriste, et s'attachant de préférence à celui qui lui répondra plus facilement et d'une façon plus conforme à ses goûts et à ses idées,....... pour le quitter sitôt qu'il aura trouvé une victime plus facile et plus résignée.

Ces clients-là, dès que vous les connaissez, n'en prenez nul souci, laissez-les courir; car vous n'en tirerez jamais ni honneur ni profit.

Pourtant, malgré toute votre réserve et toute votre prudence, il y aura fatalement des cas, je le répète, où il vous faudra répondre quand même, et répondre quelque chose. Eh bien! si vous voulez rester en repos avec votre conscience et en bonne intelligence avec vos clients, il faut que vous ayez une série de réponses toutes prêtes, toujours les mêmes ou à peu près, de vraies formules, stéréotypées dans votre mémoire aussi fidèlement et aussi sûrement que vos formules de politesse ou même que vos formules de thérapeutique, pour les appliquer invariablement chaque fois que l'occasion s'en présentera.

Or, il est facile de voir que la plupart des questions que le public, — *profanum vulgus*, — peut poser à un médecin dans l'exercice de ses fonctions, peuvent se grouper sous quatre chefs différents.

1° Sur le *diagnostic* :

« Eh bien ! docteur, qu'est-ce qu'il a, notre malade ?..... qu'est-ce que cela peut bien être ?..... serait-ce une angine ?..... ou une fluxion de poitrine ?..... ou une gastrite ?..... ou une péritonite ?..... etc. ?..... etc. ?..... »

Tel est, au fond, le sens de toutes les questions que l'on peut nous adresser sur le diagnostic. Il y aura certainement une foule de variantes suivant les différentes circonstances de personnes et de milieux, mais c'est la forme seule qui variera ; toujours cela voudra dire : « Quelle est cette maladie ? »

D'abord, en thèse générale, n'employez jamais — devant le public, — les termes scientifiques, ni les mots techniques, soit pour désigner les noms des maladies, soit même pour désigner les différents organes du corps humain.

Ainsi, vous pouvez avoir affaire à une maladie aiguë, ou chronique, pyrétique ou apyrétique, grave ou assez grave, ou légère, ayant son siège dans l'un quelconque des différents appareils ou des différents organes, depuis la tête jusqu'aux pieds.

Dans l'un quelconque de ces cas-là, vous pouvez répondre par une phrase comme celle-ci :

« Il y a chez notre malade

<table>
<tr><td>a). un embarras, ou une obstruction, ou un engouement</td><td rowspan="3">léger,
assez grand
ou
très grand</td></tr>
<tr><td>b.) une faiblesse, ou une atonie, ou un relâchement</td></tr>
<tr><td>c.) une inflammation, ou une irritation, ou un échauffement</td></tr>
</table>

du cerveau, de la gorge, de la poitrine, de l'estomac, du ventre, du bas-ventre, des membres supérieurs ou des membres inférieurs, etc. »

Au moment même où l'on vous posera la question, vous n'avez qu'à choisir suivant le cas, et vous avez réponse à toutes les questions possibles sur le diagnostic. Vous dites cela très lentement, en ayant l'air de réfléchir ; vous le répétez au besoin si l'on insiste, en scandant encore davantage votre phrase ; et comme les mots en sont très compréhensibles, nul n'osera vous demander une plus ample explication.

2° Sur l'étiologie.

« Quelle peut bien être la cause de cette maladie?..... A quoi cela est-il dû ?..... Comment expliquer un pareil état?..... etc. ?..... etc, ?.....

A toutes ces questions, il est beaucoup plus facile de répliquer sans froisser le client, et sans parler médecine. Mais il est bon également d'avoir ses réponses toutes prêtes, afin de ne pas se fourvoyer dans une discussion scientifique qu'il faut éviter à tout prix, et avec d'autant plus de raison que l'étude de l'étiologie est la moins avancée, et par conséquent la moins scientifique de toutes les parties de la médecine, la plus sujette aux variations et la plus exposée aux contre-coups des nouvelles découvertes dans les autres branches de la science.

Pour moi j'ai l'habitude d'éviter toute discussion par une phrase de ce genre :

« Vous voulez que je vous explique pourquoi ceci. pourquoi cela, d'où vient ceci, d'où vient cela?... mais je vous le demande, est-ce bien le moment, au lit de ce malade?... En avons-nous le temps ?... Ne cherchons pas à expliquer, cherchons à soulager notre malade, cherchons à le guérir,.. après, nous verrons... etc..., etc... »

Et si mon ordonnance n'est pas encore faite, je me recueille pour la rédiger, je la rédige lentement(1), je la relis attentivement à demi-voix, pour rappeler l'attention ; puis j'explique la

(1) Cela demande environ 3 minutes, — quelquefois davantage, dans les cas graves ; — mais ces 3 minutes, 3 minutes de silence, c'est long, surtout quand on a affaire à des bavards.

manière d'administrer la potion ou les pilules, etc., et enfin d'exécuter les différentes prescriptions indiquées ; et je me retire en répétant, s'il est nécessaire, la phrase précédente, en tout ou en partie, ou bien quelque chose d'analogue : « Le moindre évènement, la moindre indisposition, est amenée par tant de causes, et ces causes remontent souvent si loin, qu'il serait fort long et fort difficile de les rechercher.....

« Du reste, il y a des savants qui sont occupés à cela tous les jours ; et quand ils ont quelque chose de nouveau, ils ne manquent pas de le faire savoir à tout le monde, et le plus vite possible .... Ainsi, nous n'avons pas à nous inquiéter ..... Et puis, nous autres praticiens, nous avons une mission déjà bien suffisante......etc....., etc..... »

Il y a des malins qui viennent à propos de ce mot : *la cause?* se camper prétentieusement devant vous, et d'un air triomphant vous demander : « Comment pouvez-vous combattre les effets, si vous ne connaissez la cause ?.... »

A ceux-là, je réponds toujours par la parabole de l'incendie : « Voilà un incendie, un magasin en flammes ; Est-ce le feu d'une allumette ou d'une cigarette, ou d'une pipe ? Est-ce le gaz qui l'a allumé ? Est-ce la malveillance, ou l'imprudence ? etc .... etc... ? Qu'importe tout cela au pompier ? Il s'agit d'éteindre le feu ; à d'autres d'en rechercher les causes. » On peut encore citer l'apologue de La Fontaine *le Noyé et le Maître d'Ecole.*

Et puis, citez-leur tout ce que vous voulez ; mais pas de science et surtout pas de discussion.

3° Sur le pronostic.

« Il est bien malade, n'est-ce pas, docteur ?.... Est-ce que c'est grave ?.... Est-ce que cela peut durer longtemps ?.... Est-ce qu'on peut en mourir ?.... »

Ces questions-là, et toutes celles qui touchent au pronostic, sont des plus dangereuses. Il faut, pour y répondre, bien peser toutes ses paroles, et ne les laisser sortir qu'au fur et à mesure qu'une sage réflexion les a jugées non compromettantes.

Quant à moi, je me récuse toujours, pour commencer.

« Qui peut savoir l'avenir ?.... Nous ne sommes pas prophètes....... Une personne que vous avez vue bien portante hier peut être malade aujourd'hui, très malade même.

« On ne peut pas répondre d'une heure, à plus forte raison d'une semaine, ou d'un mois, encore moins d'une année... A l'heure qu'il est le malade est assez bien..... (ou assez mal,.... ou très mal) mais il peut se faire que ce soir, ou demain, il y ait une légère aggravation..... ou amélioration..... qui sait ? parfois..... la moindre imprudence, ou le moindre accident atmosphérique ou autre..... peut amener des modifications correspondantes dans le corps humain, surtout en état de maladie. »

Et si l'on veut en savoir davantage, si l'on veut me pousser dans mes derniers retranchements, je prends mon chapeau, et je sors en récitant lentement une phrase analogue à la suivante.

« La gravité,.... ou la durée,..... d'une maladie.... dépend toujours..... d'un grand nombre de circonstances,..... de l'état de santé antérieur, du tempérament, de l'âge, du sexe du malade,..... de la nature même de la maladie..... plus ou moins maligne ou bénigne suivant les époques, suivant les localités, etc. etc. »

L'important, sur ce chapitre, est de pas faire de promesse ; de ne pas prédire à coup sûr la guérison, ou la mort. Jamais, si légère que la maladie vous paraisse, et si certain que vous puissiez être de votre diagnostic et de votre pronostic, jamais il ne faut dire : « Je vous promets, je vous réponds que la guérison sera complète pour tel jour. » Vous pourriez être parfois terriblement trompé.

On ne doit pas plus affirmer la mort que la guérison, une erreur dans ce cas serait tout aussi grave — sinon plus — et tout aussi préjudiciable pour vous que pour vos clients.

4° Sur le traitement.

« Dites un peu, docteur, est-ce qu'on va lui donner toujours la même chose ?..... N'y aurait-il pas quelque chose de plus énergique ?..... Que ferait-on bien pour que cela aille plus vite? ...... Et si telle chose arrivait, que pourrait-on lui donner? Ne pourrait-on pas lui faire prendre ceci, ou cela, ? etc., etc., »

Pour moi, quand un client paraît vouloir s'y connaître en thérapeutique, qu'il me détaille un traitement, ou qu'il me cite des noms de médicaments, je le laisse dire, si j'ai le temps, j'ai l'air de l'approuver sans mot dire, je l'aide même à s'emballer, et quand il est au bout de son rouleau, je lui demande très sérieusement, sans méchanceté comme sans plaisanterie : « Mais vous ne m'aviez pas dit que vous connaissiez la médecine ?..... »

Mon homme se récuse toujours, et le plus souvent s'excuse. Je lui répète alors, mot pour mot, les prescriptions que j'ai déjà indiquées, tant pour le régime à suivre que pour les médicaments à administrer. et j'ajoute ceci : Faites-bien tout cela ...... pas davantage..... mais pas moins..... Et n'oubliez pas que le traitement d'une maladie est tout aussi variable qne le caractère même de cette maladie ; que pour la même maladie il y a autant de traitements différents qu'il y a d'individus différents, — différents par rapport à l'âge, au sexe, au tempérament, etc ...... Et surtout, n'oubliez pas que les praticiens soucieux de la santé et de la vie de leurs clients, n'emploient jamais un médicament dont les effets ne sont pas entièrement connus, et parfaitement démontrés, enfin que les annonces de la 4e et même de la 3e page des journaux, ne sont pas destinées à remplacer la médecine ou les médecins, mais plutôt à soutirer l'argent de la poche des gens naïfs et crédules, etc ..... »

C'est à l'aide de ces réponses, et de quelques autres analogues, que nous parviendrons à remplir honnêtement, scrupuleusement notre mission, à conserver notre dignité, ... et nos clients tout en tenant le public à l'écart.

Voulez-vous en même temps n'avoir que des amis dans la grande famille médicale, c'est-à-dire, n'avoir que de bons, d'exellents confrères?

Soyez vous-même bon exellent et bienveillant pour eux. N'oubliez jamais que si le médecin doit éviter avec soin de parler médecine avec ses clients, il doit éviter avec beaucoup plus de soin encore de parler des médecins, connus ou inconnus, sur lesquels on l'interrogera, sur lesquels on lui demandera son appréciation. Qu'il se garde bien des réponses ambiguës, des appréciations équivoques, et surtout malveillantes.

S'il est appelé après eux parce qu'ils n'ont pas réussi à guérir,... ou à plaire, qu'il sache bien qu'un autre peut être appelé après lui pour les mêmes motifs; et qu'il prenne garde de ne jamais dire d'eux ce qu'il ne veut pas qu'on dise de lui.

Ce point de déontologie est tellement élémentaire qu'il est inutile d'insister davantage. Elémentaire également doit être pour tout médecin l'obligation de s'informer, dans le cas où il est appelé immédiatement après un confrère, si celui-ci a reçu ses honoraires, et d'exiger, dans la négative, qu'ils lui soient réglés à l'instant. Là encore, il doit s'attendre à ce qu'on agisse envers lui comme il aura agi envers les autres.

Dans un siècle si sceptique, dans un pays si frondeur, quels sont les personnages qui, malgré les défauts ou les vices personnels que parfois ils peuvent avoir, inspirent encore le plus de respect, non seulement à la masse du peuple, mais encore à la grande majorité de leurs concitoyens, dans les plus hautes comme dans les plus basses classes de la société ?

Ce sont les Prêtres, les Magistrats et les Militaires. Pourquoi ? A cause de leur costume particulier ? C'est peut-être une raison, surtout pour le cas des militaires, mais une raison des plus primitives. La vraie, la grande raison, c'est qu'ils ne parlent jamais de leurs affaires avec des profanes ; et que, dans l'exercice de leurs fonctions, ils ne connaissent personne, et à plus forte raison ne discutent-ils jamais avec qui que ce soit.

Questionnez sur le culte ou sur le dogme un prêtre quelconque, chrétien ou juif, musulman ou bouddhiste, il vous répondera toujours, et avec raison : « Dieu le dit, Dieu le veut. »

Questionnez un juge ou un homme de loi quelconque, sur le code ou sur la jurisprudence, il vous répondra toujours, — avec non moins de raison — : « C'est la loi, la loi est là. »

Questionnez un militaire sur son service, il vous répondra, toujours avec la même raison : « C'est la consigne, la consigne c'est tout, »

Dieu ! la loi ! la consigne! tout est là. Ils n'ont qu'un mot à dire, et aussitôt le rideau du sanctuaire tombe, et aussitôt l'huis du prétoire est clos, et aussitôt le pont-levis de la citadelle s'élève..... et le public des croyants, des justiciables, des barbares, est écarté et maintenu à distance. — *Odi profanum vulgus et arceo.*

N'était-il point facile aux médecins d'en faire autant? N'ont-ils pas, eux aussi, un Dieu à invoquer, la science? Une loi à suivre et à appliquer : leur formulaire ou codex ? Une consigne à exécuter, le dévouement sans bornes et sans restrictions?

Ils pouvaient donc, eux aussi, former une caste distincte, indépendante, — comme les prêtres, les magistrats, les militaires, — une véritable association dont tous les membres, liés entre eux par les liens de la solidarité la plus étroite, auraient été obligés, partout et toujours, de se soutenir et de se défendre mutuellement envers et contre tous ; et cela, non pas seulement avec des arguments philosophiques, scientifiques ou platoniques, mais encore et surtout avec de beaux arguments sonnants et trébuchants, frappants et retentissants, comme cela se pratique ailleurs.

Si cette solidarité avait existé, au lieu de ces mesquines rivalités, de ces jalousies écœurantes dont nous rendons le public témoin tous les jours, la médecine serait encore aux médecins, et non à tout le monde : au pharmacien, à l'herboriste, au charlatan, au dentiste, aux somnambules de tout sexe et de toute nationalité, et aux rebouteurs de toute espèce.

O médecins, mes frères, vous vous plaignez de ce que la médecine est déconsidérée, avilie, et vous accusez les charlatans de toute nuance les pharmaciens ou les rebouteurs, les journalistes et les sages-femmes elles-mêmes, tout le monde enfin, mêmes vos meilleurs clients. Ce n'est pas à tous ces gens-là qu'il faut en vouloir, c'est à vous-mêmes.

Soyez, — je ne dirai pas plus dévoués ni plus savants, — mais plus dignes et plus réservés avec le public, plus confiants, plus unis, plus liés avec vos confrères : voilà le vrai remède à tous vos maux.

J'ai dit: « *Plus dignes et plus réservés avec*

le public. » Cela ne veut pas dire seulement plus de correction dans la tenue, plus de prudence dans le langage. Cela veut dire encore : « Pas de réclame, pas de charlatanisme ! » Car il ne faut pas croire que le charlatanisme soit l'apanage du seul monde extra-médical. Malheureusement, il n'en est pas ainsi. Combien de médecins, hélas ! — sans compter les médicastres sans diplôme, — combien de docteurs, et non des moindres, qui ont versé dans cet indigne travers ! Il semble vraiment que ce soit là une maladie de notre époque.

Oui, la médecine, elle aussi, a ses Mangins et ses Boulangers !

Qui dira les trafics écœurants, déshonorants, les véritables coups de bourse auxquels donnent lieu certaines innovations en thérapeutique, les flux et reflux de certaines médications, hier encore hautement patronnées et audacieusement prônées, aujourd'hui lâchement abandonnées, salement vilipendées ?.... Qu'importe ! la hausse s'est produite, et cela suffit ; la baisse viendra ensuite, mais lentement, et le tour aura été joué quand même.

L'engouement est, dans notre beau pays de France, une maladie qui arrive rapidement à sa période critique, au *summum* favorable à l'exploitation ; en outre la période stationnaire dure longtemps encore. On le sait et on en profite.

Voyez avec quel empressement et quelle abondance la féconde Allemagne déverse sur nos pharmacies et même sur nos hôpitaux tous les produits de décomposition et de substitution que ses pseudo-chimistes retirent des dérivés du goudron de houille. Notez bien qu'ils n'inventent rien ; ils changent seulement les noms, ils démarquent le linge. Et après avoir fait essayer quelques pseudo-traitements par quelques pseudo-cliniciens, on fait un rapport mirobolant qui d'un seul bond franchit la frontière, saute même quelquefois jusqu'en pleine Académie, annonçant aux Français ébahis une découverte merveilleuse.

Tous les jours il y en a une nouvelle : celle-ci procure le sommeil, non un sommel ordinaire, mais un sommeil, « *bienfaisant et reparateur* » ; celle-là produit une douce excitation, une autre calme les douleurs, toutes les douleurs, n'importe quelle douleur ! — ô braves gens ? — plusieurs autres guérissent la phthisie ; plusieurs guérissent infailliblement toutes les maladies de peau, toutes enfin anéantissent tous les *microbes* : c'est de rigueur.

Et il est vraiment curieux de voir avec quel empressement certains grands cliniciens emboîtent le pas à tous ces magisters allemands. A l'instant ils se mettent à l'œuvre. Vous croyez peut-être qu'ils vont d'abord faire des expériences sur les grenouilles, sur les chiens ou sur les cochons d'Inde de leur laboratoires ? — Erreur. En tous cas, cela ne prouverait pas grand chose pour l'homme ni pour les autres animaux : la chèvre mange du tabac sans être incommodée, et la vache en meurt ; le lapin grignote très bien sans aucun inconvénient les feuilles de belladone, qui peuvent empoisonner le cheval.

Mais ces messieurs ne prennent même pas tant de précautions. C'est à des êtres humains, à des malades d'hôpitaux, et même d'autres malades, des malades de choix, que l'on va administrer, — au lieu de l'antique et loyale quinine, — des substances à peine connues, mal définies et incomplètement analysées ; des *antifébrines* et des *antipyrines* de toute provenance, des *salols* invraisembables, des *chinolines*, des *kaïrines* et des *thallines* extravagantes, et combien d'autres drogues encore dont les noms sont plus baroques que les noms tudesques des fumistes qui prétendent les avoir inventés. Cela ne vaut pas plus de 4 sous la livre, et cela se vend cent sous l'once aux pharmaciens, qui le revendent cent sous le grain aux malades bénévoles ou à l'assistance publique, non moins bénévole.

Aussitôt que la foule est amorcée, soit par

le récit d'une belle discussion académique, soit par quelque brillant article d'un grand journal, soit en même temps par un magnifique prospectus où l'on aura célébré pompeu- la valeur incomparable du précieux médicament, avec l'opinion de Trousseau en vedette, sans oublier la mention obligatoire de Galien et d'Hippocrate : tout de suite, de derrière le rideau, sort un juif allemand, avec un brevet à la main, réclamant le monopole de la fabrication.

Et quand une voix s'élève pour protester au nom de la santé et de la morale publiques, les malins vous répondent, en mettant la main sur leur conscience, c'est-à-dire sur leur portefeuille gonflé :

« Que voulez-vous ?.... Il *y* a un brevet ! » Et ils continuent hardiment leur commerce. Et comme ce commerce est lucratif, ils ont un grand nombre d'imitateurs : ceux-ci exploitent les dérivés de la *série grasse* ; ceux-là les dérivés de la *série du térébenthène* ; d'autres la *série aromatique* ; d'autres encore les

Amines volatiles et les Amides. D'autres enfin se jettent sur le règne végétal et se hâtent d'en extraire tous les alcaloïdes possibles, et tous les glucosides imaginables : la miraculeuse *cocaïne* qui a l'honneur de partager la succession de la morphine, avec l'*antipyrine*, l'*uréthane*, l'*hypnone* ou *acétophénone* et l'*érythrophléïne* ; la *convallamarine*, la *spartéïne*, la *scoparine*, l'*adonidine*, l'*éthoxycaféïne* et la *strophantine* pour remplacer l'indispensable digitale et la digitaline. Ils ne s'arrêtent pas ; ils veulent faire table rase de l'ancienne pharmacopée, et la remplacer par une nouvelle plus pimpante, plus étincelante et surtout plus lucrative..... pour ses fondateurs. C'est ainsi que pour remplacer le soufre et les différents sulfures, on a extrait du règne minéral l'*ichthyol* et les *ichthyolates*, la *résorcine*, la *chrysarobine* et l'*antharobine* ; pour remplacer les différentes graisses animales ou végétales, on a trouvé les *vaselines blanche*, *blonde*, *liquide* ou *pétréoline* et la *lanoline*.

Pour faire disparaître le souvenir des préparations de belladone, de datura, et de jusquiame, on est allé chercher dans le Nouveau-Monde la *duboïsia*, l'*euphorbia pilulifera*, l'*atherosperma moschota*, la *grindelia robusta* ; et on leur associa la *propylamine* ou *triméthylamine*, la *pyridine*, la *terpine* et le *terpinol*. Pour détrôner ce vieux et héroïque colchique et démolir du même coup ses infatigables acolytes, le vulgaire chiedent (nitré ou non) les humbles queues de cerises et les inoubliables fleurs de sureau, combien n'a-t-on pas soulevé, du fond de ces laboratoires de l'enfer, de bataillons damnés de *salycilates*, de *formiates*, d'*oxalates*, de *benzoates* et de *trichloracetates*, flanqués de tribus exotiques les plus bizarres depuis le *boldoa fragrans* jusqu'au *tragia volubilis*.

Tout dernièrement encore, n'avons-nous pas vu surgir des troisièmes dessous de la série aromatique, la célèbre *phloroglucine méta* ou *paravanilline*, le réactif infaillible,

— j'allais dire le spécifique, — du cancer de l'estomac?

Et qui dira les exploits, déjà nombreux, de *l'inuline*, de *la papaïne*, de *l'eucolyptol*, du *thymol*, et *du myrtol*, appelés avec l'acide *fluorhydrique* et autres *fluorures*, à prendre la place de l'innocent borax et du terrible sublimé, comme agents antiseptiques ou microbicides ?

Et à propos de microbes, que ne fera-t-on pas avaler à ce bon et brave public, toujours si sceptique et si moqueur, mais aussi toujours gobeur et toujours payant ?

Ne vient-on pas de voir, au printemps dernier, s'en aller eu guerre toute une phalange de jeunes héros, conduits par leur grand Chef, l'un des plus forts parmi les forts d'Israël, à la poursuite d'un nouveau et redoutable microbe, *le microbe du Rhumatisme* ?

C'est sans doute un frère du non moins probable et non moins redoutable microbe de la goutte (podagre, chiragre ou sciatique), un cousin germain des microbes si nombreux de toutes les névralgies (arthralgie, coxalgie, odontalgie, otalgie, céphalalgie, cardialgie, gastralgie, rachialgie, etc.)

Courage, jeunes guerriers ! la carrière est vaste, et la moisson de lauriers abondante : microbes de l'endocardite et de l'angine de poitrine ; microbes du torticolis et de l'orchite ; microbes de la chlorose et de l'anémie; microbes des pieds-bots (varus et valgus, équin et talus), microbes des luxations et des fractures ; microbes de toutes les maladies internes et externes, physiques et morales ; microbes de Sodome, de Lesbos, microbes de toutes les folies et de toutes les manies, chenilles de toutes les nymphes, araignées de tous les plafonds !

Allons, vaillants soldats ! ne vous arrêtez pas en si beau chemin ; hâtez-vous de terminer vos conquêtes ; car si vous voulez ensuite redevenir médecins, vous serez étonnés de constater que la pneumonie et le rhumatisme, la variole et la fièvre typhoïde, le croup et le choléra, ainsi que toutes les autres maladies internes ou externes, physiques ou morales, ont encore les mêmes symptômes et la même marche, la même durée et le même pronostic qu'avant votre départ pour la grande guerre microbienne. Et si l'on n'en meurt pas davantage, on en meurt tout autant, et tout aussi facilement.

« *Parturient montes, nascétur.... microbius, moriturus.* »

Il ne serait pas juste de quitter ce sujet sans parler de deux grandes teutatives cu entreprises, ayant pour objet l'étude spéciale de deux Départements particuliers du monde microbien.

Deux hommes éminents sont à la tête de ces deux entreprises. L'un est un savant naturaliste et un chimiste distingué, auteur célèbre de plusieurs découvertes précieuses pour l'agriculture et l'industrie. Il s'est proposé d'étudier le traitement d'une maladie réputée incurable jusqu'ici, maladie redoutable entre toutes, et qui s'il est vrai qu'elle n'est point propre à l'espèce humaine et quelle n'y fasse habituellement qu'un petit nombre de victimes n'en moissonne pas moins tous les ans un grand nombre d'animaux utiles et agréables à l'homme, sinon absolument nécessaires.

J'ai nommé Pasteur, et la Rage.

L'autre est un chirugien renommé et un médecin habile, c'est-à-dire un clinicien consommé; c'est une des gloires de la médecine française et même comtemporaine. Il s'est proposé d'étudier, avec l'aide de nombreux confrères et élèves, les causes et les divers modes de transmission, l'évolution et le traitement d'une maladie également incurable, maladie qui décime tous les ans, non seulement la population humaine des grandes villes et des campagnes elles-mêmes, mais encore les différentes espèces de mammifères les plus nécessaires à l'homme, notamment l'espèce bovine.

J'ai nommé Verneuil et la Phthisie.

Presque en même temps ces deux savants ont ouvert une souscription pour fonder, l'un un *Institut antirabique*, — qui sera certes un établissement fort utile aux Français, ainsi qu'à quelques autres peuples qui ne savent pas se préserver autrement de la Rage; — l'autre un *Institut antiphthisique*, qui est non seulement utile, mais nécessaire, indispensable, absolument, immédiatement, et universellement urgent.

Pasteur a déjà près de trois millions (1) ; et Verneuil n'a peut-être pas trois cent mille francs. Que dis-je ? Il n'a même pas cent mille francs !

On parle de Pasteur partout, depuis le Japon et la Chine jusqu'à la Californie, depuis le Spitzberg jusqu'à la Patagonie et l'Australie.

(1) Au moment où nous écrivons ces lignes, nous ne supposions pas l'institut Pasteur aussi avancé, il vient d'être inauguré en grande pompe le 14 novembre 1888. Comme on va vite quand on a de l'argent !

Tout le monde pérore sur la rage, quand il n'y a pas en France, en moyenne, une personne sur mille, qui en ait vu seulement un cas, — *seulement vu*, vous m'entendez, — et de rage canine ; à plus forte raison de rage humaine. Et les journalistes les plus sérieux comme les plus légers, — aussi bien ceux de la R. F. que ceux du *Figaro*, — chantent des dithyrambes en l'honneur de Pasteur.

Quant à Verneuil, très peu de personnes, en dehors du monde médical, savent ce qu'il est. Est-ce le nom d'un chef d'école, ou d'un chef-lieu de canton !... On ne sait pas. Encore moins sait-on s'il a jamais été question d'un ou de plusieurs instituts antiphthisiques, et s'il y aura lieu de les installer sur les bords de l'Océan ou de la Méditerranée, ou bien dans les vallons boisés des Cévennes ou des Pyrénées.

Nous ne voulons nullement faire un panégyrique du professeur Verneuil, — dont nous n'avons pas l'honneur d'être connu ; — et nous ne voulons pas davantage nous poser en adversaire de Pasteur, dont nul plus que nous n'admire les découvertes. Il n'est pas non plus dans notre intention d'établir un parallèle entre ces deux savants. Ce que nous voulons faire remarquer c'est l'engouement du public pour certaines idées et certaines études qui n'ont qu'une utilité médiate et toute relative, et son peu d'empressement, son indifférence pour d'autres idées et d'autres études, qui ont une importance capitale et immédiate, pour des questions, en un mot, qui intéressent au plus haut point l'avenir même et la vitalité de l'espèce humaine.

Et quand je parle de l'engouement du public, je ne parle que du public français.

Le public anglais est beaucoup plus positif et plus pratique. Lisez plutôt le rapport de la commission anglaise chargée d'étudier les expériences de Pasteur. Apés avoir payé un juste tribut d'éloges au savant français, le rapporteur déclare que « si l'immunité conférée par « les inoculations antirabiques est *permanente*,

« l'affection pourrait être supprimée en inocu-
« lant tous des chiens... mais des réglements de
« police suffiraient, s'ils étaient rigoureuse-
« ment observés..... » Et il cite les principales mesures à prendre.

1° Extermination de tous les chiens errants ;

2° Taxe inversement proportionnelle à l'utilitè, très forte pour les chien inutiles ou d'agrément ;

3° Quarantaines en temps ou en pays de rage ;

4° Muselière obligatoire pour tous les chiens qui circulent sans être tenus en laisse, dans une contrée où règne la rage ;

5° Amende très forte pour le propriétaire d'un chien enragé qui aura été trouvé errant.

Le rapporteur anglais ajoute : « Il y a des
« exemples suffisants pour prouver que, *par*
« *ces règlements* ou par d'autres analogues,
« l'hydrophobie *pourrait être supprimée* ou
« réduite à un chiffre bien inférieur à celui
« actuellement connu. »

En France, c'est vraiment pitié d'entendre disserter sur la rage tant de gens qui ne savent pas ce que c'est. Les grandes personnes parlent de la rage comme les petits enfants parlent de croquemitaine : on en a peur, mais dire où on l'a vu, ce n'est pas facile ; ce qu'il y a de certain, c'estqu'il est épouvantable.

Durant une pratique de plus de quinze années, dans une très nombreuse clientèle tant urbaine que rurale, celui qui écrit ces lignes a eu trois cas, non pas de rage, mais d'individus mordus, le premier par un chien errant que le public poursuivait comme enragé, et les deux autres par des chiens reconnus enragés après examen par un vétérinaire. J'ai vu ces individus quelques heures après leurs morsures ; j'ai excisé les surfaces mordues que j'ai ensuite cautérisées au fer rouge. Tous les trois, — j'allais dire guérirent, — tous les trois furent indemnes de la rage : proportion cent pour cent. C'est ce qu'affirme la statistique, ou du moins la statistique telle que la comprennent, non seulement les Pastoriens, mais encore tous les inventeurs de systèmes. Ainsi, dans le courant du mois de mars, 25 individus, je suppose, mordus par des chiens *certainement enragés* (?) ont été traités à l'Institut Pasteur, et un seul est mort : total 1 sur 25, 4 0/0. — Au lieu de 25, mettez 250, ou 2500 si vous voulez ; au lieu de 4 0/0, admettez 1 0/0 et même 1/2 0/0, 1/4 0/0, puisque votre statistique admet des 1/4 et des 1/10 et des 1/100. — Cela ne prouvera encore rien de ce qu'on veut prouver. Si vos inoculés n'ont pas eu la rage cette année, qui peut affirmer qu'ils ne l'auront pas l'année prochaine (1).

Et puis, êtes-vous certains, — *scientifique-*

---

(1) Ces lignes étaient écrites, quand fut publiée l'observation de Sinardet Alphonse, mort de rage convulsive 27 mois après avoir subi le traitement complet à l'institut Pasteur (en mai 1886). — Mordu le 26 avril (86) cautérisé d'abord, puis à l'Institut Pasteur du 3 au 12 mai suivant, il mourut le 28 juillet 1888.

ment certains, — que les individus que vous inoculez sont en puissance de rage, qu'ils auraient infailliblement la rage ?.... Et s'ils l'avaient, n'y aurait-il pas un moyen de leur sauver la vie d'une autre manière ?..... Car, s'ils n'étaient pas pour avoir la rage, vous n'êtes pas certain non plus, — *scientifiquement certains*, — que vous ne la leur avez pas communiquée... Certaines observations tendraient à prouver le contraire.

Et ce que je dis de la statistique de la rage, je puis le dire des statistiques de toutes les maladies graves, beaucoup plus fréquentes et plus difficiles à éviter que la rage. Pour ne citer qu'un exemple, prenons le croup.

Se passe-t-il une année sans qu'un nouveau traitement ne voie le jour ? Ecoutez son inventeur, qui le plus souvent est un honorable praticien, dont nul ne saurait soupçonner la bonne foi. Il a eu 25 cas à soigner pendant deux ans.

Il les a tous traités par son nouveau procédé ; et il n'a eu que deux décès : total 2 pour 25, c'est-à-dire 8 0/0. L'année suivante, il fait connaître son procédé, après l'avoir perfectionné : il n'a plus que 3 ou 4 0/0 de décès. Merveilleux, n'est-ce pas ? — Eh bien ! qu'un autre médecin, que dix autres médecins appliquent ce nouveau traitement à tous leurs cas de croup ; et vous verrez de suite la mortalité s'élever à 10, 15, 25 0/0, et même davantage. N'allez pas croire que notre inventeur va reconnaître son erreur, ou plutôt son illusion ! Non, il croira toute sa vie avoir trouvé un remède infaillible contre le croup ; et si les autres médecins ne réussissent pas comme lui, c'est qu'ils ne savent pas l'appliquer, ou qu'ils l'appliquent trop tard ; etc., etc.

C'est comme pour la rage. Il est certain que jusqu'ici, *pour la fréquence*, elle tenait un des derniers rangs. Aujourd'hui qu'on prétend la guérir, on constate bien plus de cas que jamais. La raison en est bien simple. « Autre-« fois, les statistiques étaient mal faites ; il n'y « avait personne pour s'en occuper sérieuse-

« ment ; bref, on n'avait pas encore appliqué
« la « *méthode scientifique* » à l'étude de
« cette question ; et il est certain qu'on igno-
« rait le grand nombre de victimes que la rage
« fait annuellement. »

Il y a pourtant un moyen bien simple d'être renseigné sur la fréquence des cas de rage en France. Que MM. les directeurs de l'institut Pasteur adressent un questionnaire, — non aux Préfets, et aux sous-Préfets, qui ne sont que des boîtes aux lettres qu'on n'ouvre jamais, — mais directement à tous les vétérinaires et médecins de France, pour leur demander :

1° Combien de cas de rage ont *été constatés ou traités par eux* depuis dix ans, ou depuis qu'ils sont dans la région.

2° Combien de décès dus *uniquement à la rage* (convulsive ou paralytique), — pendant la même période.

Avant quinze jours, la plupart des réponses seraient arrivées, et l'on aurait ainsi des éléments exacts pour établir une statistique. En attendant, je place ici la mienne.

Parmi les vingt médecins que je connais et que j'ai interrogés à ce sujet, il en est quatre seulement qui aient eu à donner leurs soins à des personnes mordues par des chiens soi-disant enragés : en tout douze cas, y compris les trois miens. Tous ont été traités par des excisions et des cautérisations, soit au fer rouge, soit avec des caustiques chimiques. Aucun n'est mort.

Proportion des guérisons : 100 pour 100. L'un de nous seulement, parce qu'il était médecin d'hôpital, avait vu, il y a 18 ou 20 ans, et à quelques mois d'intervalle, deux cas de rage humaine après morsure par animaux soi-disant enragés. Il s'agissait de deux pauvres diables, âgés de plus de 50 ans, et *alcooliques tous deux*. Ils sont arrivés à l'hôpital en présentant aux mains et aux jambes plusieurs plaies en voie de cicatrisation, bien visibles encore et douloureuses, produites, ont-ils dit, par un chien reconnu comme enragé et abattu ce jour-là. Ils moururent environ cinq semaines après leur arrivée, avec des symptômes reconnus comme étant ceux de la rage, mais pouvant être attribués également à une méningite cérébro-spinale, ou même à une autre maladie, générale et constitutionnelle ; d'autant plus que l'un deux avait eu, à d'eux ou trois reprises différentes, pendant son séjour à l'hôpital, des attaques épileptiformes.

Ainsi, durant une période de plus de dix ans, vingt médecins ayant tous une clientèle au-dessus de la moyenne, ont eu à traiter douze cas de morsures par chiens soi-disant enragés. Parmi ces vingt médecins, un seul avait vu, en vingt ans, deux cas de rage, *probablement authentiques*.

A ce compte les 16,000 médecins de France auraient eu à soigner, en 10 ans, 9.600 personnes mordues par des animaux soi-disant enragés, soit 960 par an pour toutel a France (*sans aucun décès*). Et en 20 ans, ils auraient vu mourir 1,600 individu (soit 80 anuellement) d'une maladie qui pourrait être la rage.

C'est un peu moins que la foudre n'en tue tous les ans. A ce propos, si l'on fondait une société par actions pour créer et propager des *paratonnerres portatifs?......*

Ce serait peut-être bien aussi utile que l'Institut antirabique : la statistique est là pour l'affirmer. Et la rage est généralement plus facile à éviter que la foudre. En outre les gouvernements auraient beaucoup plus d'influence sur le développement de la rage que sur la chute de la foudre. Si on ne peut placer de paratonnerres partout, sur toutes les maisons, ni sur tous les casques, on pourrait du moins très bien empêcher qu'il n'y ait tant de chiens à tous les coins de rue, à toutes les portes, à toutes les bornes.

Il n'y aurait qu'à mettre en pratique les conseils donnés par l'auteur du rapport anglais : 1° *Augmentation notable de la taxe sur les chiens.*

Pourquoi n'augmenterait-on pas cet impôt comme tous les autres ? — Pourquoi aussi, sous le nom de *chiens de garde*, ranger des chiens de toute espece et de toutes dimensions depuis le Terre-Neuve jusqu'au simple roquet ? Et que gardent-ils, s'il vous plaît ? D'abord, si vous avez besoin d'un chien de garde, c'est que vous avez des valeurs à défendre, mobilières ou immobilières, des récoltes, des troupeaux ; alors vous êtes riche ; donc vous devez payer une assez forte taxe, 20 fr. par an au minimum

Soyez tranquilles : cela m'empêchera pas l'élevage des bœufs, ni des montons, ni des porcs, cela ne nuira ni aux propriétaires ni aux fermiers, ni même aux chiens, qui seront peut-être moins nombreux, mais qui seront mieux soignés et mieux nourris, parce que l'on n'en aura que le chiffre absolument nécessaire.

Vous chassez ? et vous trouvez qu'un chien vous est fort utile ? — Vous donnerez 20 fr.

aussi, ou vous chasserez sans chien, ou vous ne chasserez pas du tout. Et en dehors du temps de la chasse votre chien aura une muselière pour sortir, ou il sera tenu en laisse, ou bien vous le laisserez au chenil.

C'est, du reste, une fort mauvaise méthode au point de vue cynégétique de laisser la liberté aux chiens de chasse, hors du temps de la chasse.

Vous avez de vastes bruyères, de grands bois, des forêts et des plaines étendues, et il vous faut une meute? Vous paierez d'abord un *impôt dit de meute*: 100 fr., 250 fr., 500 fr. suivant l'importance de votre meute, et en outre 20 fr. par chaque tête.

Croyez-vous que Rothschild, ou le duc de la Rochefoucauld ou tout autre gros financier ou riche propriétaire, regarderaient à quelques billets de mille pour conserver leurs meutes? Et en supposant même qu'ils y regardent, où serait le malheur?

Enfin les *chiens de fantaisie*, c'est-à-dire

propres à rien, havanais, king's-charles et autres avortons semblables, seraient taxés à *100 fr. au minimum.*

Et soyez sans crainte pour la race de ces chers loulous ; les belles petites paieront facilement : leur *protecteur* sera taxé double.

Et s'il est des gens sérieux, comme le professeur Hardy, par exemple, et qui affectionnent particulièrement cette race de chiens, ils sauront bien s'imposer ce sacrifice pour conserver un ami.

2° Comme mesure générale, défense expresse, sous peine d'une forte amende, à tous les chiens, muselés ou non, de garde, ou de chasse, ou de fantaisie, de *sortir en liberté* durant les mois de juin, juillet et août : époque où la rage se développe le plus facilement.

3° Quarantaines sévères pour la circulation des chiens, en pays et en temps de rage.

4° Extermination de tous les chiens errants non réclamés après mise en fourrière obligatoire durant trois jours.

Etc., etc.

Si ces mesures étaient appliquées, on obtiendrait immédiatement trois résultats considérables :

1° Le nombre des cas de rage serait diminué au moins des 9/10es ;

2° L'impôt sur les chiens produirait un revenu important ; car il est à noter que ceux qui peuvent payer payeront quand même pour peu qu'un chien leur soit nécessaire, ou utile, ou seulement agréable. Quant à ceux qui, ne pouvant pas payer, n'auront pas de chien, si le nombre en est assez grand, la perte n'en sera pas moins très légère ; car, taxés aujourd'hui à deux francs, il s'en faut de beaucoup qu'ils acquittent tous leur taxe : la plupart étant indigents.

3° Le gibier de poil et de plume, qui ne serait plus traqué en tout temps, comme il l'est aujourd'hui, par cette innombrable quantité de chiens qui sont à errer tous les jours à travers les campagnes, se reproduirait avec plus de facilité et de rapidité. Nous ne serions plus exposés à devenir, pour tout ce qui concerne cet important article d'alimentation, tributaires exclusifs de l'Allemagne ou de la Russie, de la Californie ou de l'Australie.

De l'Australie ? Ce sera peut-être difficile ; car il paraît que cet excellent Pasteur aurait bientôt fini, si on le laissait faire, d'anéantir la race des lapins et des lièvres, au moyen de ses terribles cultures du choléra des poules.

En effet, on sait que l'infatigable inventeur, ayant eu connaissance qu'un prix de plusieurs centaines de mille francs avait été proposé par le gouvernemeut australien pour la destruction des lapins, s'est offert tout récemment d'anéantir en qnelques jours tous les lapins du continent australien, par l'effet d'une peste toute particulière qu'il peut leur envoyer en bouteilles. Cette peste s'appelle le *Choléra des poules*. Elle détruit aussi bien les lapins et les lièvres que les gallinacées de toute espèce, poules et faisans, cailles et perdrix, ramiers et ortolans, etc. Et comme cette maladie est excessivement contagieuse, et qu'elle a son microbe tout comme une autre, mieux même et plus que toute autre ; et comme ce microbe est soupçonné d'avoir quelque parenté, — s'il n'y a pas identité absolue, — avec le microbe de la diphtérie, vous voyez d'ici l'effet produit non seulement sur la gent giboyeuse de l'Australie, mais encore sur sa population quadrumane et bimane.

Et comme il y a des hommes pratiques partout, — surtout en Australie, — il est fort probable qu'avant d'être moissonnés par le choléra ou par le croup, quelques-uns d'entre eux auraient l'idée et le temps de nous envoyer en Europe quelques cargaisons de peaux et de plumes........ contagieuses...

Tirez vous-mêmes les conséquences : Les lapins et les gallinacées d'Australie anéantis en quinze jours ; trois mois pour détruire le reste de ses habitants ; six mois pour dépeupler l'Europe ; un an, dix-huit mois tout au plus, pour nettoyer les deux hémisphères.

Et, au milieu de toutes ces ruines, le microbe du choléra des poules, couvant son incalculable progéniture.......

Heureusement, il paraît que le gouvernement australien s'est ravisé avant d'employer l'arme qui lui était offerte, et qu'il espère trouver un procédé moins dangereux pour détruire ses lapins.

Il y a dans les sciences biologiques, comme dans les mathématiques, des quantités positives, des quantités négatives, et même des quantités imaginaires. Il y a aussi des problèmes, — et c'est le plus grand nombre, — qui comportent plusieurs solutions ; mais, par une discussion attentive, il est souvent facile de s'assurer qu'il n'y en a qu'une bonne. Tant qu'il ne s'agisse que de spéculation pure, le choix de la solution n'est pas autrement inquiétant ; mais quand il s'agit de passer à l'application des théories, à la pratique sur la matière vivante, le choix ne saurait être indifférent : il n'y a qu'une solution qui soit la bonne, ou la meilleure, c'est celle-là qu'il faut prendre et appliquer. Mais qui la trouvera, qui l'indiquera, cette meilleure solution ?

Voilà précisément quel devrait être le devoir des vrais, des grands savants, surtout de ceux qui ont une position offficielle et par-là même une influence considérable sur leur entourage. Ne sont-ils pas tout désignés pour servir de guides et de chefs à toute cette armée de travailleurs qui se presse autour d'eux ! Leur devoir, ne doit pas être seulement de faire progresser la science de la vie dans n'importe quelle direction, et de développer à l'infini en séries divergentes ou parallèles toutes les valeurs possibles de l'Eternelle Inconnue ; mais surtout de rechercher quelles sont les solutions les plus simples, les moyens les plus naturels et les voies les plus directes pour arriver à l'amélioration physique, intellectuelle et morale du genre humain, Le reste viendra tout seul.

Et quand une solution, qui avait d'abord paru simple, se complique subitement, ou peu à peu et de plus en plus, quand un moyen, qu'on avait d'abord jugé naturel, devient opposé, contraire à des lois déjà biens établies et incontestées : quand une voie qu'on avait crue directe devient au bout d'nn certain temps tortueuse et qu'elle se détourne manifestement du but : il faut savoir abandonner cette voie, rejeter ce moyen, et trouver une autre solution. Il faut savoir s'arrêter à temps, reconaître son erreur, et s'orienter à nouveau. L'entêtement, en pareïlle circontance, serait coupable, et d'autant plus coupable que la position scientifique de l'entêté serait plus haute : son erreur devant entraîner une foule de chercheurs dans une fausse direction.

L'infaillibilité scientifique n'existe pas, — surtout dans les sciences biologiques. La science n'a pas besoin de pape. Tout savant, — si éminent fût-il, — qui voudrait se donner comme tel, n'arriverait jamais qu'à démontrer un amour-propre immense, une ambition insatiable, un charlatanisme éhonté.

Le charlatanisme ! hélas ! il y aurait plusieurs volumes, plusieurs in-folios à écrire, si on voulait en montrer toutes les audaces, en démasquer tous les trucs, en découvrir tous les refuges.

Aujourd'hui, un journal qui se respecte doit avoir au moins une fois par semaine une *Causerie médicale* sur les maladies régnantes, ou sur une diathèse quelconque, souvent terminée par l'annonce d'une panacée qui doit préserver infailliblement ceux qui l'achètent de toutes les maladies possibles et impossibles.

Il n'y a pas jusqu'aux journaux de mode, où l'on ne trouve tout ce qu'il faut pour apprendre à se passer de médecin. Vous trouvez là des *Boîtes-aux-Lettres hygiéniques* d'où jaillissent toutes les semaines, comme d'une piscine salutaire, des flots de consultations pour toutes les maladies imaginables et imaginaires, depuis les pellicules du cuir chevelu et les démangeaisons à.... l'opposé de la bouche, jusqu'à l'ataxie locomotrice et la paralysie générale. Et on trouve là-dedans les formules les plus compliquées aussi bien que les réclames les plus impudentes : depuis le vin du sieur *Seringapatam*, pharmacien de 3e classe au pays d'Utopie, jusqu'au Rob dépuratif du sieur *Pilonius*, apothicaire en retraite à Folempriuse ; depuis la formule du sirop de fleur d'oranger jusqu'à celle de la liqueur de Fowler.

Messieurs les Médecins qui faites ce métier-là, docteurs d'Iéna, d'Erlangen, de Philadelphie ou de Lanternois, vous êtes sans doute bien payés : ce n'est que justice, car vous faites-là une bien vilaine besogne.

Il ne s'agit nullement du tort matériel que vous pouvez faire à la médecine en général, ou à tel médecin en particulier. Non, il s'agit du préjudice moral que vous causez à la science la plus élevée et à l'art le plus noble qu'il soit donné à l'homme de cultiver. Vous prétendez rendre service à l'humanité en mettant la médecine à la portée de tout le monde. Allons donc ! Vous ne faites que déconsidérer la médecine, et tromper vos clients.

Vulgus vult decipi? » — *Decipiatur*, répondez-vous. — Cela est immoral.

Vous déconsidérez la médecine en faisant croire aux imbéciles, — et leur nombre sera toujours infini — qu'il n'y a rien de plus facile que de faire de la médecine ; en faisant croire à des gens ignorants et prétentieux qu'en lisant vos élucubrations ils en sauront autant que vous.

En savoir autant que vous ? Oui, peut-être ; cela doit être assez facile. Mais savoir la médecine ? Allons donc ! vous ne la savez pas vous-mêmes. La médecine est une science divine, un art sacré, qui n'a rien de commun avec vos articles bâclés à la vapeur ni avec la monnaie des financiers qui vous paient.

Du reste, ce que vous leur dites, vous ne le croyez pas. Mais eux le croiront, et ils avaleront consciencieusement tout ce que vous leur avez conseillé. Et ils donneront des consultations à leurs parents, à leurs amis, qu'ils tromperont comme vous les avez trompés.

« Ton médecin, que t'ordonne-t-il ?

— « Du lait, des œufs crus, et de l'exercice au grand air. »

— « Et après ?

— « Rien.

— « Mon cher, tu as affaire à une croûte. « Prends donc, comme moi, le vin à « la *chondrocréatinine* » de Seringapatam, et tu m'en diras merveille avant huit jours. La médecine ! ce n'est pas plus malin que cela.

Vous trompez vos clients en leur donnant des consultations approximatives pour des maladies que vous n'avez pas constatées vous-mêmes, et qu'ils n'ont certainement pas pu vous dépeindre suffisamment.

Celui qui se charge d'indiquer un traitement à un malade sans l'avoir jamais vu, et qui s'engage à le guérir par correspondance, celui-là n'est pas un médecin, c'est un charlatan.

Charlatan également le docteur, — fût-il même agrégé, — qui, dans un journal de médecine (Hippocrate, voile-toi la face !), dans un article de fond, après avoir traité magistralement une grande question de pathologie ou de thérapeutique, arrive enfin à une magnifique péroraison où il vous décoche, — nouvelle flèche du Parthe, — l'annonce grassement payée de telle ou telle spécialité plus ou moins écœurante.

Et les journaux de Pharmacie !

Là, on voit qu'on est dans le domaine de Mercure ! Là, plus de dignité, plus de pudeur,

« La maison n'est pas au coin du quai.

« La seule véritable poudre ou liqueur, ou

teinture, etc., etc., est celle qui porte notre marque.... Exiger le vrai nom, la vraie étiquette...... etc. etc. »

Et allez-y, les cymbales et la grosse caisse !

Et les badauds accourent achêtent et paient, c'est tout ce qu'on demande.

Qu'est-ce donc que la Pharmacie ?

CHAPITRE III

PHARMACIE ET PHARMACIENS

Qu'est-ce que la Pharmacie ?

En principe, la pharmacie est l'art de reconnaître, recueillir et conserver les drogues simples, et de préparer les médicaments composés.

Elle a été longtemps l'auxiliaire utile et docile de la médecine, et après lui être restée subordonnée pendant des siècles, elle en est devenue complétement indépendante. C'était inévitable. La division du travail ayant été reconnue comme une loi nécessaire des civilisations modernes, une arme indispensable à toute science comme à toute société qui veut vivre et progresser, les médecins ont dû se borner à l'étude et à la pratique des sciences médicales, et les pharmaciens à l'étude et à la préparation des médicaments.

Il y a plus : de même que les médecins se sont *spécialisés*, d'abord en *chirurgiens* et en *médecins proprement dits*, puis ceux-ci en spécialistes pour les maladies de femmes et d'enfants, pour les maladies nerveuses, pour les maladies de poitrine, pour les maladies d'estomac, pour les affections goutteuses ou rhumastismales, et dartreuses, et vénériennes, etc., etc. ; et ceux-là en chirurgiens *oculistes*, *laryngotomistes*, *ovariotomistes*, *hystérectomistes*, *cystotomistes*, *orthopédistes*, *dentistes*, etc., etc. ; de même les pharmaciens ont subi, — en y mettant plus ou moins de bonne volonté, — la nécessité de la *spécialisation*.

Il y a tel pharmacien qui a la spécialité d'un « *Elixir tonique et réparateur* ; » et il n'y a nulle part au monde, — d'après les prospectus. — un élixir qui tonifie et qui répare comme celui-là.

Tel autre confectionne un *Rob dépuratif* ; et il n'y a que celui-là qui dépure.

Celui-ci prépare du *Vin de quinquina*, — mais un vin de quinquina incomparable, — dans lequel il entre du vrai vin de raisin, et du vrai quinquina, du quinquina qui n'a pas été préalablement épuisé pour d'autres prépations.

Celui-là fabrique des *capsules* qui ne craignent aucune rivalité, ni pour le contenu, ni pour le contenant : il n'y a que celles-là qui se dissolvent bien dans l'estomac, et qui coupent la maladie rapidement, parce qu'elles seules renferment la vraie poudre, le vrai liquide, etc., toutes les autres ne renferment que des poudres et des liquides inertes.

Cet autre a inventé une *pilule* dont les éléments sont tellement bien combinés et dont les propriétés sont tellement efficaces qu'elle seule suffit pour guérir les trois quarts des maladies qui affligent l'espéce hnmaine.

Cet autre enfin a créé une usine pour la fabrication en grand des granules de tout dosage, aussi bien pour les alcaloïdes naturels les plus anciens et les mieux définis que pour les alcaloïdes artificiels et volatils, ainsi que les glucosides les plus récents et les plus discutés : granules qui sont les seuls solubes, et les seuls mathématiquement dosés, les seuls actifs, les seuls inoffensifs !.....

Avec le nombre des spécialités et des spécialistes, le nombre des charlatans s'est accru en même temps et proportionnellement.

Charlatarisme et exercice illégal de la médecine ne vont pas l'un sans l'autre.

Bientôt même il n'y aura plus besoin de médecins ; les pharmaciens suffiront. C'est à ce point, qu'à de rares exceptions près, on ne peut plus guère trouver qu'à Paris et dans quelques grandes villes le pharmacien consciencieux qui se borne à délivrer ses médicaments uniquement sur l'odonnance d'un médecin, sans modifier et sans commenter cette ordonnance. Quant aux petites villes et aux villages, la pharmacie, y fait plus de prescriptions que le médecin le plus achalandé.

Nous ne parlnns pas ici des drogues simples telles que l'aloès ou le camphre, les sels de soude ou de magnésie, les purgatifs ordinaires, les fleurs pectorales, le semen-contra, le lichen, etc. toutes choses que l'herboriste lui-même peut délivrer sans ordonnance; nous entendons parler des préparations les plas actives et des formules les plus complexes de la pharmacopée française on des pharmacopées étrangères.

Il n'est aucun médecin qui ne connaisse plusieurs pharmaciens ayant l'habitude de délivrer sans ordonnance et de leur propre autorité, aux malades qui se présentent chez eux, de véritables potions magistrales, des sirops plus ou moins composés et des pilules plus ou moins héteroclites, du landanum, de la noix vomique et de l'arsenic. Oui, de l'arsemie : il y en a qui délivrent de *l'arsenic au kilog.* et pas seulement à des attrapeurs de rats. Et s'il survient à ce moment un client étranger, on leur remet leur provision en disant : « Voilà votre paquet de bonbons. » —

Bref, là où le médecin réfléchit le plus longtemps pour démêler les indications et les contre-indications, pour calculer les doses et le mode d'administration, le pharmacien, lui, y va d'inspiration, formule sans tergiverser et détaille sans scrupule les préparations les plus actives, les plus difficiles à doser, les plus redoutables.

Il y a encore plus fort que tout cela. Il y a des pharmaciens, — et ils ne sont pas peu nombreux, qui ont un véritable cabinet de consultation, où ils examinent les malades de tout âge et de tout sexe qui veulent bien leur faire l'honneur de se confier à eux. Et je n'entends point parler ici des pharmaciens qui ont un diplôme de médecin, je ne parle que de ceux qui n'ont qu'un diplôme de pharmacien de 1re ou de 2e ......, ou 17e classe. Ils donnent des consultations. — il y en a même qui font des visites en ville, — non pas seulement pour de légères indispositions, pour des petites égratignures, pour des simples piqûres d'épines... ou de Vénus, mais bien pour *des maladies d'importance, de bonnes fièvres continues avec des transports au cerveau, de bonnes hydropisies formées, de bonnes pleurésies*, pour toute espèce de maladies de peau, pour la goutte, le diabète, l'albuminurie. Et ils instituent des traitements de longue haleine, comprenant toutes sortes de dépuratifs, de dérivatifs, de toniques et de reconstituants, potions, pilules, dragées, capsules, injections et pulvérisations, tous les moyens sont bons.

« Dans huit jours, dans quinze jours au plus tard, nous verrons s'il y a lieu de modifier le traitement, après nouvelle analyse des urines ».…., obligatoire, mais non gratuite.

Et ces messieurs jettent les hauts cris quand ils apprennent que tel ou tel médecin du voisinage a osé délivrer lui-même, dans un cas urgent, un gramme de poudre d'ipéca, ou quelques décigrammes de sulfate de quinine qui ne sortaient pas de leur officine.

De leur officine à eux ? Qu'importe ? Pourvu que cela sorte d'une officine, et que cette officine soit sérieuse. Or, le médecin ne peut pas s'approvisionner ailleurs que chez un pharmacien, et il choisira toujours les meilleures maisons.

Il est vrai que la vente des médicaments par le médecin qui les ordonne peut entraîner des abus. On répondra à cela que la réciproque est toute aussi vraie : les pharmaciens pouvant abuser étrangement du privilège qu'on leur laisse de vendre des médicaments qu'ils ordonnent eux-mêmes. Il y a pourtant cette différence notable, c'est que le médecin qui délivre des médicaments à ses clients a tout intérêt à ce qu'ils soient bons, c'est-à-dire appropriés à la circonstance, comme qualité, quantité, etc : il ne pourra rejeter la faute sur personne s'ils ne produisent pas l'effet voulu, le résultat indiqué. Il n'en est pas de même du pharmacien qui pourra toujours, le cas échéant, faire retomber sa faute sur le médecin : « Ce n'est pas cela qu'il aurait dû ordonner...... je m'en doutais bien....., la dose était trop faible, ou trop forte, etc. »

Les pharmaciens viennent dire que le public leur force la main, que c'est seulement sur les instances réitérées d'un client qu'ils lui délivrent des médicaments sans ordonnance, souvent des médicaments qu'il leur désigne d'une façon bien déterminée. Cela est possible; mais les pharmaciens n'ont qu'à ne pas se laisser forcer la main, et le public n'insistera pas, il ira ailleurs ; et si ailleurs, il essuie le même refus, il ne tardera pas à perdre cette mauvaise habitude.

— « Mauvaise habitude? on voit bien que vous êtes orfèvre, Monsieur Josse! Est-ce que le public n'est pas libre? libre d'acheter des pilules helvétiques ou autres, des grains de santé vrais ou faux, des pilules vertes ou des pilules bleues, etc. »

— Ah ! vous parlez de liberté ! Très bien. Alors que la liberté soit égale pour tous : liberté au public de se soigner ou de se faire soigner à sa guise ; liberté au pharmacien de faire la médecine, liberté au médecin de faire de la pharmacie ; et à l'épicier de vendre des pilules helvétiques ou hollandaises, des grains de vie ou des grains de santé, des pilules vertes, et bleues et rouges, et en général, toutes les spécialités étiquetées et cachetées et brevetées : ne sont-ce point là des paquets tout faits que le premier Nicolas venu peut servir aussi bien que n'importe quel apothicaire ? Mais les pharmaciens ne l'entendent pas ainsi : ce qu'ils veulent, c'est la liberté illimitée pour eux, restreinte pour les autres.

Cependant, il ne faut pas croire qu'il n'y a plus de bons, d'excellents, de dignes et loyaux pharmaciens. Il y en a encore ; mais leur nombre tend à diminuer de plus en plus.

Oui, il y a des pharmaciens qui sont capables de renvoyer un client sans lui délivrer la moindre potion, s'il n'est muni d'une ordonnance de médecin en bonne et due forme.

Oui, il y a des pharmaciens qui savent encore préparer et qui préparent consciencieusement, au fur et à mesure des besoins, les médicaments prescrits par les médecins, et qui n'en vendent point d'autres, et qui ne les font pas payer plus de quatre fois leur valeur réelle, — ce qui est un juste et équitable minimum.

Oui, il y a des pharmaciens qui, après avoir pris connaissance de l'ordonnance d'un médecin et constaté qu'ils ne possèdent point dans leur officine l'une quelconque des drogues prescrites, ont le courage de ne pas exécuter l'ordonnance et de faire attendre le client, plutôt que d'y introduire un succédané de leur façon.

Il y en a même qui, relevant une erreur dans la prescription du médecin, ont la magnanimité de ne pas hausser les épaules, de ne pas lever les yeux au ciel et de prier au contraire le client de vouloir bien attendre un peu « *une heure, deux heures peut-être ; car la préparation sera longue et minutieuse.* »

Et le client se retire ; et le pharmacien trouve le temps d'aviser *confraternellement* le médecin.

Confraternellement ? Pourquoi pas ? la médecine et la pharmacie ne sont-elles pas deux sœurs ? Pourquoi médecins et pharmaciens ne seraient-ils pas frères et confrères ? Il n'y a que l'égoïsme qui pourrait s'y opposer : l'égoïsme c'est-à-dire l'amour-propre et l'intérêt mal compris ; l'égoïsme, c'est-à-dire l'attrait du fruit défendu, l'égoïsme, c'est-à-dire la soif de l'or et des honneurs.

Evidemment, aucune autre raison ne saurait expliquer l'animosité qui règne, d'une part dans le camp des médecins et dans le camp des pharmaciens et d'autre part entre les deux camps, aujourd'hui séparés par un véritable abîme.

Cet abîme, est-ce qu'il serait impossible de le combler ?

Non. Que les médecins d'abord s'unissent entre-eux qu'ils se constituent en *syndicats* comme un grand nombre l'ont déjà fait ; qu'ils établissent s'il est nécessaire, un *Ordre des Médecins*, avec des réglements et des sanctions sévères ; que les Pharmaciens en fassent autant. Et quand chaque camp sera bien organisé, bien délimité et bien discipliné, ils n'auront plus qu'à se donner la main, et à conclure une paix durable, éternelle. Et tout le monde en profitera, tout le monde y gagnera: médecins, pharmaciens et malades.

Pour en ariver là, il faut que les pouvoirs publics s'en mêlent un peu. N'allez pas vous récrier, mes chers Confrères vous qui êtes si jaloux de votre liberté, de votre indépendance. Songez bien que si la bonne volonté et l'esprit de conciliation sont, à la vérité, d'excellentes choses on ne les rencontre pas toujours facilement dans toutes les occasions, ni chez tous les individus. Ah ! si tout le monde voulait, et surtout si tout le monde voulait encore demain ce qu'il veut aujourd'hui, cela irait tout seul. Union, entente cordiale, libre association, c'est très beau, mais insuffisant ; il faut une bonne loi, comme complment nécessaire. Cette loi, cette intervention des pouvoirs publics, est sollicitée depuis longtemps déjà par un grand nombre de médecins ; mais les pharmaciens ne paraissent guère s'en soucier. Il est vrai qu'ils n'ont pas grand'chose à y gagner; qu'ils commencent par donner cette preuve de désintéressement et de bonne confraternité ; car il est fort à désirer qu'ils s'en occupent sérieusement, eux aussi. Leur voix serait peut-être plus écoutée que celle des médecins : en tout temps ils ont eu plus d'influence.

Ils sont beaucoup moins nombreux, trois fois moins environ ; leur science n'est ni plus grande ni plus importante ; et je ne crois pas qu'ils aient le droit de s'offenser si l'on affirme que, d'une façon générale, les médecins sont tout aussi savants et tout aussi utiles que les pharmaciens. Mais les pharmaciens, — toujours d'une façon générale, — sont plus riches, beaucoup plus riches que les médecins. Un pharmacien, *qui a du débit*, fait fortune en dix ans, quinze ans, vingt ans au plus. Un médecin *qui a de la clientèle*, peut vivre honorablement, mais ne fait jamais fortune : les exceptions sont excessivement rares.

Il n'y a pas quatre médecins par département, qui puissent économiser *cent mille francs*, en vingt ans, dans l'exercice de leur profession. Par ceux-là on peut juger des autres.

Dans un laps de temps semblable, ou même moindre, il y a plus de vingt pharmaciens par département qui mettront de côté leurs deux cent mille francs.

Je mets au défi qui que ce soit de démentir ces chiffres.

Si donc les médecins ont sur les pharmaciens la supériorité du nombre, et si nous admettons, — tout le monde l'admettra avec nous, — qu'il y a entre les uns et les autres égalité probable sous le rapport de la science et de l'utilité sociale, il est néanmoins incontestable que, sous le rapport de la fortune, les pharmaciens ont une grande supériorité sur les médecins.

Alors, leur influence serait-elle due à leurs capitaux ?

Il faudrait supposer, si cela pouvait être, que le système Wilson est pratiqué depuis longtemps, dans les sphères gouvernementales, et que ce soi-disant inventeur, ce Wilson, n'était qu'un simple plagiaire. Mais cela ne saurait être, cela n'est pas : la preuve, c'est que rien qu'à Paris, sur 3.000 médecins, il y en a près de 500 qui sont décorés de la Légion d'Honneur, soit environ, 17 0/0 ; tandis que sur

1,000 pharmaciens environ, on en trouve à peine 10, soit 1 0[0 qui aient obtenu cette distinction.

On peut donc dire sans craindre de se tromper, que si les pharmaciens ont tant d'argent et tant d'influence, ils ne s'en servent pas pour acheter des décorations, — si toutefois il est vrai qu'on ait jamais pu acheter des décorations.

Mais quels que soient les motifs et l'origine de leur influence incontestable, nous leur demandons de vouloir bien, pour une fois, l'employer tout entière à faire étudier attentivement les différents projets de lois qui ont été déjà soumis tant de fois aux assemblées législatives, aussi bien sur l'exercice de la médecine que sur l'exercice de la pharmacie, afin que de cette étude approfondie, il sorte le plus tôt possible une loi nouvelle, une véritable loi de progrès, une loi impartiale surtout, c'est-à-dire appropriée aux besoins et aux droits des intéressés, qui sont les médecins, les pharmaciens, et surtout les malades, c'est-à-dire le public.

— *Salus populi suprema lex esto*.

CHAPITRE IV

LEGISLATION

Pour voir ce qu'on a déjà tenté dans cet ordre d'idées, nous allons d'abord donner le texte des deux projets de loi sur l'exercice de la médecine : le projet du gouvernement d'un côté, et de l'autre, le projet dit Chevandier, du nom de l'honorable rapporteur, en ayant soin de mettre en regard les uns des autres, autant que le comporte la rédaction de ces deux pièces, les différents articles qui traitent la même question.

PROJET

DU GOUVERNEMENT.

ARTICLE PREMIER

Nul ne peut exercer la médecine en France, s'il n'est muni d'un diplôme de docteur en médecine ou d'un diplôme d'officier de santé, délivré par le Gouvernement français à la suite d'examens subis devant une faculté de médecine, une école de plein exercice ou une école préparatoire de médecine et de pharmacie de l'Etat.

PROJET

DIT CHEVANDIER.

ARTICLE PREMIER

Nul ne peut exercer la médecine en France ni aux colonies, s'il n'est pourvu d'un diplôme de docteur en médecine délivré par une Faculté de l'Etat, et si, du jour de son élection de domicile, dans le délai d'un mois, il n'a fait enregistrer son titre à la sous-préfecture et au greffe du tribunal civil de son arrondissement. — Toutefois les praticiens crées en Algérie par la loi du 31 décembre 1879 continueront à distribuer leurs secours médicaux dans les conditions de cette loi.

ART. 2.

Les officiers de santé, reçus conformément au titre III de la loi du 10 ventôse an XI, ou aux arrêtés et décrets subséquents, auront désormais le droit d'exercer leur profession sur tout le territoire de la République, sans être astreints ni à une autorisation ministérielle ni à l'ob-

Art. 2.

Les médecins reçus à l'étranger, quelle que soit leur nationalité, ne peuvent exercer la médecine en France qu'à la condition d'avoir subi les épreuves exigées par les règlements en vigueur dans les Facultés françaises.

Des dispenses pourront être accordées, conformément à un règlement délibéré en Conseil supérieur de l'Instruction publique. En aucun cas, elles ne porteront sur la totalité des épreuves.

tention d'un nouveau diplôme.

Art. 3.

Les officiers de santé pourront, s'ils comptent deux années d'exercice, se présenter devant une Faculté de l'Etat pour obtenir le titre de docteur en médecine, après avoir subi avec succès deux examens, présenté et soutenu une thèse.

Art. 4.

Les officiers de santé devenus docteurs sont tenus de faire inscrire leur nouveau diplôme conformément à l'article 1er, qu'ils aillent ou non se fixer dans un autre département.

Le fait de s'installer dans un autre département oblige les docteurs en médecine, officiers de sante, sages-femmes, à un nouvel enregistrement de leur titre, et cela dans le mois de leur élection de domicile.

. . . .

Art. 8.

Le Gouvernement autorisera, sous condition de réciprocité, les médecins reçus à l'étranger, quelle que soit leur nationalité, possesseurs de diplômes dont l'équivalence avec le diplôme français aura été reconnue, à exercer librement en France et aux colonies. — Cette autorisation sera toujours révocable. A défaut de réciprocité établie, le Français et l'étranger, reçus docteurs en médecine à l'étranger, ne peuvent être autorisés à exercer en France ou aux colonies qu'après avoir établi qu'ils ont exercé pendant deux ans à l'étranger : après avoir obtenu la dispense de scolarité, après avoir subi avec succès, devant une faculté de l'Etat, deux examens portant sur l'ensemble des connaissances médicales théoriques et pratiques, présenté et soutenu une thèse, produit un certificat authentique de bonnes vie et mœurs.

Art. 9.

Pourront être autorisés exceptionnellement par le ministre compétent, et en dehors de la condition de réciprocité, à exercer la médecine sur le territoire de la République :

Les Français et les étrangers, reçus docteurs à l'étranger, qui accompagnent leurs clients dans les stations thermales ou hivernales française. L'autorisation limitera l'exercice de la médecine à la station même ; elle sera toujours révocable.

Art. 3.

Les officiers de santé sont soumis à l'obligation de se faire assister par un docteur en médecine, hormis les cas d'urgence, dans les grandes opérations chirurgicales ou obstétricales.

ART. 4.

Les officiers de santé ont le droit d'exercer leur profession dans toute l'étendue du territoire, sauf dans les chefs-lieux de département et d'arrondissement et dans les villes dont la population dépasse 10.000 habitants.

ART. 5.

Les fonctions de médecins et chirurgiens experts près les tribunaux, de médecins et chirurgiens des

ART. 10.

L'étranger ayant fait tout ou partie de ses études en France, reçu docteur en médecine par une Faculté de l'Etat, exerce librement sur le territoire de la République.

ART. 11.

Nul étranger ne peut être admis à prendre des inscriptions dans une Faculté de médecine de l'Etat dans une école préparatoire de médecine et de pharmacie ou dans une faculté libre que sur l'autorisation du ministre de l'instruction Publique. Cette autorisatien n'est accordée qu'autant que le Conseil supérieur de l'Instruction publique a déclaré l'équivalence des diplômes ou certificats produits avec les diplômes de bachelier ès lettres ou de bachelier ès sciences complet.

ART. 12.

Tout médecin sera tenu de donner soit à l'autoriié administrative, soit aux agents de la santé publi-

hôpitaux et hospices ne peuvent être remplies que par des docteurs en médecine.

ART. 6.

L'exercice de la profession de dentiste est interdit à toute personne qui n'est pas munie d'un diplôme de docteur en médecine ou d'officier de santé, délivré dans les conditions stipulées aux articles 1 et 2 de la présente loi.

Toutefois le droit d'exercer cette profession est, par disposition transitoire, maintenu à tout dentiste âgé de plus de trente ans et justifiant, par la production de sa patente, de deux années d'exercice au jour de la promulgation de la présente loi.

Cette tolérance ne donne dans aucun cas, aux dentistes se trouvant dans les conditions indiquées au paragraphe précédent, le droit de pratiquer l'anesthésie.

ART. 7.

Les sages-femmes ne peuvent pratiquer des

que, les renseignements utiles à l'hygiène générale, notamment en ce qui concerne les maladies épidémiques ou endémiques, et l'indication des causes de décès sous la réserve du secret professionnel.

ART. 13.

Tout médecin, lorsqu'il est requis, doit le concours de son art à l'autorité administrative ou judiciaire en cas de flagrant délit.

Dans tout autre circonstance il est libre de se récuser. Le médecin qui a prêté son concours en vue des dispositions précédentes, agit en qualité d'expert et a droit à la rémunération afférente à cette qualité.

L'art. 6 du projet du Gouvernement n'a pas d'analogue dans le projet Chevandier. C'est une lacune d'autant plus regrettable que les empiètements des dentistes dans le domaine de la médecine et de la chirurgie (avec ou sans diplôme de médecin) deviennent de plus en plus larges et fréquents.

ART. 6.

Les sages-femmes munies d'un diplôme de 1re

accouchements que si elles sont munies d'un diplôme de 1re ou de 2e classe, délivré par le Gouvernement français à la suite d'examens subis devant une Faculté de médecine, une Ecole de plein exercice ou une Ecole préparatoire de médecine et de pharmacie de l'Etat.

ART. 8.

Les sages-femmes ne peuvent employer les instruments dans les cas d'accouchements laborieux, sans être assistées d'un docteur en médecine. Elles ne peuvent ordonner des médicaments, avant l'arrivée du médecin, que pour parer à des accidents graves, tels qu'une hémorrhagie. Elles sont autorisées à pratiquer les vaccinations et revaccinations.

ART. 9

Les sages-femmes de 1re classe exercent leur profession sur tout le territoire de la République.

Les sages-femmes de 2e classe exercent leur profession dans toute l'étendue du territoire, excepté dans les chefs-lieux de département et d'arrondissement et dans les villes dont la population dépasse 10.000 habitants.

ou de 2e classe continueront à exercer la pratique des accouchements dans les conditions actuelles.

CONDITIONS D'ÉTUDES

Les articles 16 et 17 du projet Chevandier relatifs à la durée des études et aux diplômes exigibles pour le Doctorat n'offrent rien de particulier.

ART. 18.

Les élèves qui, au moment de la promulgation de la présente loi, auront pris leur première inscription pour l'officiat de santé, pourront continuer leurs études médicales dans les conditions actuelles et prendre le diplôme d'officier de santé.

Ceux qui seraient munis du diplôme de bachelier ès lettres ou de bachelier ès

ART. 10

Les docteurs en médecine, officiers de santé et sages-femmes qui veulent exercer la médecine dans les limites tracées à leur profession respective par les articles précédents, sont tenus, dans le délai d'un mois, à partir, du jour où ils ont fixé leur domicile, de faire enregistrer leur diplôme à la préfecture ou sous-préfecture et au greffe du tribunal civil de leur arrondissement. Ceux qui, n'ayant jamais exercé ou n'exerçant plus depuis un certain temps, désirent se livrer à l'exercice de la profession médicale, dans les limites fixées par les articles précédents doivent également faire enregistrer leur diplôme dans les mêmes conditions qu'au paragraphe précédent.

sciences complet, ceux qui acquerront L'UN OU L'AUTRE de ces diplômes au cours de leurs études, seront admis à échanger contre un égal nombre d'inscriptions pour le Doctorat celes qu'ils auront prises pour l'officiat de santé, du jour où ils auront subi avec succès les examens correspondant à ce nombre.

ART. 11.

Les listes des docteurs en médecine, officiers de santé, dentistes autorisés par disposition transitoire stipulée au dernier paragraphe de l'article 7, et sage-femmes dont les diplômes ont été enregistrés à fin d'exercice, sont établies chaque année, dans les départements, par les soins des préfets et de

ART. 5.

Des listes des docteurs en médecine, officiers de santé, des sages-femmes sont établies chaque année dans les départements par les soins des préfets et de l'autorité judiciaire. Des copies certifiées conformes sont transmises aux ministres compétents dans le mois de décembre de chaque année et affil'autorité judiciaire. Des copies certifiées de ces listes sont transmises aux ministres de la Justice, du Commerce et de l'Industrie, et de l'Instruction publique, dans le dernier mois de chaque année.

Il est dressé, chaque année, par les soins du ministre du Commerce et de l'Industrie, une statistique du personnel médical en France et aux colonies.

ART. 12.

Les internes des hôpitaux et hospices français, nommés au concours, et les étudiants en médecine dont la scolarité est terminée peuvent être autorisé à exercer la médecine sans être tenus de subir d'examen spéciaux pendant une épidémie, ou à titre de remplaçant d'un docteur en médecine ou d'un officier de santé.

Cette autorisation délivrée par le préfet du département est limitée à trois mois; elle est renouvelable.

ART. 13.

L'action des docteurs en médecine, officiers de santé et sages-femmes pour leurs honoraires se prescrit par cinq ans.

chées par les soins du préfet, dans le département, pendant la première quinzaine de janvier.

Il est dressé. chaque année, par les soins du ministre du Commerce et de l'Industrie, une statistique du personnel médical exerçant en France et aux colonies.

SUITE DE L'ART. 9.

Sont également autorisés à exercer la médecine, durant une épidémie ou en cas de remplacement, les internes des hôpitaux et hospices français nommés au concours, ayant douze inscriptions, et les étudiants en médecine dont la scolarité est terminée.

Cette autorisaiion délivrée par le préfet du département est limitée à trois mois; elle est renouvelable dans les mêmes conditions.

ART. 14.

L'action des médecins et des sages-femmes pour leurs visites, consultations, opérations et médicaments quand la loi les autorise à

ART. 14.

L'exercice simultané de la profession médicale et de la profession de pharmacien est interdit, même en cas de possession des deux diplômes conférant le droit d'exercer ces professions.

Toutefois, tout docteur en médecine ou officier de santé exerçant dans des localités où il n'y a pas d'officine de pharmacien, à une distance de quatre kilomètres, peut tenir des médicaments pour l'usage exclusif de ses malades

en délivrer, se prescrit pour cinq ans.

Les créanciers privilégiés sur la généralité des meubles, par le paragraphe 3 de l'article 2.101 du Code civil, y figureront dans les termes suiants :

1o......

2o......

3o Les frais quelconques de dernière maladie pendant un an.

ART. 15.

Les médecins jouiront à partir de la promulgation de la présente loi, du droit de se constituer en associations syndicales, dans les conditions de la loi du 21 mars 1884.

ART. 7.

L'exercice simultané de la profession de médecin et de la profession de pharmacien est interdit, même dans le cas de possession des diplômes conférant le droit d'exercer ces professions.

Toutefois, tout docteur en médecine ou officier de santé, exerçant dans les localités où il n'y a pas d'officine de pharmacien à une distance de quatre kilomètres, peut tenir des médicaments, pour l'usage exclusif de ses malades, sous la condition de se soumettre à toutes les lois et à tous les règlements qui régissent ou régiraient la pharmacie, à l'exception de la patente.

ART. 15.

Exerce illégalement la médecine : 1o Toute personne qui n'étant pas munie d'un diplôme de docteur en médecine ou d'officier de santé, delivré conformément aux articles qui précèdent, ou de l'autorisation stipulée à l'article 12, prend part au traitement des maladies et des affections médicales ou chirurgicales, ainsi qu'à la pratique des accouchements, soit par une direction suivie, soit par des manœuvres opératoires ou application d'appareils ;

2o Toute sage-femme qui sort des limites fixées à l'exercice de sa profession par les articles 7, 8 et 9 de la présente loi :

3o Toute personne qui, munie d'un titre régulier, sort des attributions que ce titre lui confère et notamment en prêtant son concours aux personnes visées dans les paragraphes précédents à l'effet de les soustraire aux pres-

sous la condition de se soumettre à toutes les lois et à tous les règlements qui régissent ou qui régiraient la pharmacie, à l'exception de la patente.

ART. 19.

Exerce illégalement la médecine :

1o Toute personne qui, sans posséder l'un des titres ou l'une des autorisations indiquées par la loi, ou qui, sans avoir fait enregistrer son diplôme, pratique la médecine, la chirurgie, l'art des accouchements, c'est-à-dire a l'habitude de conseiller un ou plusieurs médicaments, ou un traitement, ou de se livrer à des manœuvres opératoires ayant pour but de guérir ;

2o Toute personne qui, munie d'un titre régulier, sort des attributions que ce titre lui confère, notamment en prêtant son concours aux personnes visées ci-dessus, à l'effet de les soustraire aux prescriptions de la présente loi.

ART. 20.

Le délit d'exercice illégal de la médecine sera dénoncé aux tribunaux de police correctionnelle à la diligence du procureur de la Republique.

criptions de la présente loi;

4o Tout dentiste qui contrevient à l'interdiction dictée par le dernier paragraphe de l'article 6 de la présente loi.

Les dispositions du paragraphe premier du présent article ne peuvent s'appliquer aux élèves en médecine qu'un médecin place auprès de ses malades.

Art. 16.

Quiconque exerce illégalement la médecine, est puni d'une amende de 100 à 500 francs. En cas de récidive, l'amende pourra être élevée au double et les coupables pourront en outre être punis d'un em-

Les médecins, sages-femmes ou les associations de médecins régulièrement autorisées, intéressés à la poursuite, pourront se porter partie civile.

Art. 21.

Le délit d'exercice illégal de la médecine par défaut de l'enregistrement dutitre, sera puni d'une amende de 16 à 25 francs, même en cas de récidive.

Sera considéré comme en état de récidive le médecin ou la sage-femme qui, ayant été condamné en vertu du paragraphe précédent, n'aura pas fait inscrire son diplôme dans le délai d'un mois à partir du jour de sa condamnation définitive; celui ou celle qui, ayant transféré son domicile dans un autre département, aura négligé de faire enregistrer son diplôme, conformément aux articles 1 et 4 de la présente loi.

Art. 22.

Quiconque exerce illégalement la médecine est puni d'une amende de 100 à 500 francs. En cas de récidive, l'amende sera de 500 francs à 1,000 francs. Il peut, en outre, dans ce dernier cas, être puni d'un

prisonnement de quinze jours à un an.

ART. 17.

Si l'exercice illégal de la médecine est accompagné d'usurpation de titres, l'amende peut être élevée de 1,000 à 2,000 francs; en cas de récidive, elle pourra être portée au double et les coupables pourront, en outre, être punis d'un emprisonnement de six mois à un an.

ART. 18.

Est considéré comme ayant usurpé le titre de docteur en médecine :

1° Quiconque fait usage d'un titre médical étranger, sans avoir subi les épreuves spécifiées à l'article 2 de la presente loi ;

2° L'officier de santé reçu en France, ou la sage-femme munie d'un diplôme français qui fait precéder ou suivre son nom de cette qualité et exerce la médecine dans ces conditions.

ART. 19.

Est considéré comme ayant usurpé le titre d'officier de santé :

1° Quiconque fait usage d'un titre médical étranger sans avoir subi les épreu-

emprisonnement de cinq jours à un mois.

ART. 23.

Si l'exercice illégal de la médecine est accompagné d'usurpation de titres, l'amende sera de 1,000 à 2,000 francs; en cas de récidive, elle sera de 2,000 à 3,000 francs, et le coupable sera, en outre, passible d'un emprisonnement de trois mois à un an.

ART. 24,

Sera considéré comme ayant usurpé le titre français de docteur en médecine, quiconque fera précéder ou suivre son nom de docteur sans en indiquer la nature et l'origine, s'il n'a été décerné par une Faculté de l'Etat français.

ves spécifiées à l'article 2 de la présente loi;

2o La sage-femme munie d'un diplôme français, qui fait précéder ou suivre son nom de cette qualité et exerce la médecine dans ces conditions.

Art. 20

L'exercice de la pharmacie par un docteur en médecine, par un officier de santé ou par une sage-femme en dehors des dispositions stipulées à l'article 14 de la présente loi, est puni d'une amende de 100 à 500 fr. En cas de récidive, l'amende pourra être élevée au double, et les coupables pourront en outre être condamnés à un emprisonnement de quinze jours à un an.

Art. 21.

Il y a recidive lorsque, dans les cinq années antérieures, le prévenu a été condamné pour l'un des délits prévus par la présente loi.

Art. 22.

Quiconque exerce la médecine, sans avoir fait enregistrer son diplôme, dans les délais et conditions fixés à l'article 10 de la presente loi, est puni

Art. 25.

Il y a récidive lorsque dans les cinq années antérieures, le prévenu a été condamné pour un des délits prévus par la présente loi, le délit résultant du défaut d'enregistrement du diplôme excepté.

Art. 26.

En cas de conviction de plusieurs délits ci-dessus énoncés, les peines ne

d'une amende de 100 à 500 francs.

Art. 23.

En cas de poursuites pour exercice illégal de la médecine, les médecins ou associations de médecins régulièrement autorisés, intéressés à la poursuite, peuvent se porter partie civile.

Art. 24.

L'article 463 du Code pénal est applicable dans tous les cas prévus par les articles 16, 17, et 20 de la presente loi.

Art. 25.

La suspension temporaire ou l'incapacité absolue de l'exercice de la médecine peuvent être prononcées accessoirement à la peine principale, contre tout médecin, officier de santé, dentiste autorisé ou sage-femme qui est condamné.

1° A une peine afflictive ou infamante;

2° A une peine correctionnelle prononcée pour crime de faux, pour vol ou escroquerie, pour crimes ou délits prévus par les articles 316, 317, 331,

pourront être accumulées, si ce n'est à raison de ceux de ces délits qui seraient postérieurs au premier acte de la poursuite, de façon à ce que, par le fait du cumul, l'emprisonnement ne puisse jamais dépasser un an et l'amende 2.000 francs.

Art. 27

L'article 463 du Code pénal est applicable dans tous les cas prévus par les articles 21, 22 et 23.

Art. 28.

La suspension temporaire ou l'incapacité absolue de l'exercice de la médecine peuvent être prononcées accessoirement à la peine principale, contre tout médecin, officier de santé ou sage-femme qui est condamné :

Soit à une peine afflictive ou infamante;

Soit à une peine correctionnelle prononcée pour crime de faux, pour vol et escroquerie, pour crimes ou délits prévus par les articles 316, 317, 331, 332

332, 334, 335 et 345 du code pénal ;

3o A une peine correctionnelle prononcée par une cour d'assises pour des faits qualifiés crimes par la loi.

En aucun cas la suspension temporaire ou l'incapacité absolue de l'exercice de la médecine n'est applicable aux crimes ou délits politiques.

ART. 26.

L'exercice de la médecine par les personnes contre lesquelles a été prononcée la suspension temporaire ou l'incapacité absolue de l'exercice de la médecine dans les conditions spécifiées à l'article précédent, tombe sous le coup des articles 16, 17, 18, 19 et 20 de la présente loi.

ART. 27

Le grade de docteur en chirurgie est et demeure supprimé.

ART. 28

Les officiers de santé et les sage-femmes de 2e classe exerçant au jour de la promulgation de la presente loi, sont soumises à toutes les dispositions de cette loi qui les concer-

334, 335 et 345 du code pénal ;

Soit à une peine correctionnelle prononcée par la cour d'assises pour les faits qualifiés crimes par la loi.

En aucun cas la suspension temporaire ou l'incapacité absolue de l'exercice de la médecine n'est applicable aux crimes ou délits politiques.

ART. 29.

L'exercice de la médecine par les personnes frappées de suspension temporaire ou d'incapacité absolue de l'exercice de la médecine dans les conditions spécifiées à l'article précédent, tombe sous les coups des articles 20, 21, 25 de la présente loi.

ART, 30

Le grade de docteur en chirurgie est et demeure supprimé.

ART. 31

Nulle modification ne pourra être apportée à cette loi que par une loi.

nent. Toutefois, ils sont autorisés à continuer l'exercice de leur profession dans le département du domicile où ils se trouvent établis, si un délai d'un an s'est écoulé depuis l'enregistrement de leur diplôme.

ART. 29

La présente loi est applicable à l'Algérie, sans préjudice des dispositions spéciales à l'Algérie, édictées par le décret du 12 juillet 1851, la loi du 31 décembre 1879, et les décrets subséquents.

ART. 30

Sont et demeurent abrogés les articles 1 à 4, 12 à 39, 35 et 36, de la loi du 19 ventôse an XI, l'article 27 de la loi du 22 germinal an XI, le 1er paragraphe de l'article 2272 du code civil, en ce qui concerne seulement toutes dispositions des lois antérieures contraires à la présente loi.

ART. 31

La présente loi sera applicable dans le délai d'un an à partir de sa promulgation,

ARTICLE PREMIER

L'artible 1 du projet de loi du gouvernement maintient le titre d'*officier de santé* — supprimé dans le projet Chevandier. Quelle est la raison qui a déterminé le gouvernement à se mettre ainsi « en contradiction avec les vœux présentés depuis 70 ans par la majorité du corps médical ? »

Ecoutez le rapporteur : « Il a fallu céder à un intérêt qui domine tous les autres, celui des populatious, celui des malades ; il faut un personnel nombreux de médecins instruits, à défaut duquel surgit un empirique, un sorcier un conseiller dangereux.»..... « Or, en France, le nombre total des médecins est en décroissance progressive. Celui des docteurs reste à peu près constant; celui des officiers de santé diminue : c'est lui qui supporte la décroissance générale.,.,..» Les officiers de santé avaient été institués dans le but d'assurer l'assistance médicale dans les campagnes. Ils y font aujourd'hui *presque autant* (1) défaut que les docteurs, et comme ceux-ci, ils affluent dans les villes où la clientèle est plus nombreuse et plus riche. »

Les officiers de santé qui n'ont pas répondu aux intentions ni aux espérances du législateur de l'an XI, répondront-ils mieux aux intentions du législateur de l'an 96 ou 97? On s'était dit, avec assez de raison en apparence : l'officier de santé, qui aura dépensé beaucoup moins de temps et d'argent que le docteur, qui, le plus souvent, sera né dans le pays et dans la région où il exerce, et qui, par conséquent, aura presque toujours les goûts et les habitudes peu coûteuses des populations qu'il aura à soigner, se contentera d'honoraires moins élevés que le docteur.

Donc, s'était dit le législateur de l'an XI, le Docteur sera pour les clientèles riches, soit à la ville, soit à la campagne ; et l'officier de

(1) C'est « beaucoup plus » qu'il faudrait dire.

santé sera pour les clientèles pauvres, surtout pour les pays reculés, loin de tout grand centre, pour ces régions déshéritées où la vie est plus pénible, où les moyens de communication sont moins nombreux et moins agréables. Raisonnement bien naïf, et que n'a aucunement voulu comprendre l'officier de santé.

Pourquoi ? Parce que ce raisonnement était tout à fait et immédiatement contraire à ses intérêts. Parce que l'officier de santé est ordinairement un homme positif; beaucoup plus positif, plus pratique et plus prévoyant que le docteur, non pas dans l'exercice de la médecine mais dans la conduite ordinaire de la vie, dans la recherche des moyens les plus avantageux, pour l'établissement, la conservation et l'augmentation de sa clientèle.

Là où il n'y a pas d'argent à gagner, vous ne verrez jamais s'installer un officier de santé ni un pharmacien. Si vous voulez la preuve, vous n'avez qu'à feuilleter l'annuaire des médecins et pharmaciens. Vous y trouverez ceci :

Il y a cinq départements où le chiffre des officiers de santé n'atteint pas le total de 5. Ce sont :

La Lozère. 0
Le Haut-Rhin (territoire de Belfort) . . 1
La Savoie. . . , ... 2
Le Cher. . . , ... 3
La Haute-Loire. 4

Total : 10 officiers de santé pour ces cinq départements. Moyenne : 2.

Il y dix départements (1) où le chiffre des officier de santé, tout en dépassant cinq, ne va pas jusqu'à dix. Ce sont: Hautes-Alpes, Rhône, Haute-Savoie, six chacun ; — Aveyron, Nièvre, sept ; — Ardèche, Lot, Meuse, Oran, et Vosges, neuf chacun.

Il y a enfin treize départements, ou le nom-

(1) Les chiffres cités dans cette étude sont pris dans l'Almanach-Annuaire des Médecins et Pharmaciens, pour l'année 1886, publié par la maison Alcan-Lévy ; les chiffres actuels sont, du reste, fort peu différents.

bre des officiers de santé varie de dix à douze. Ce sont :

Cantal, Constantine, Indre, Haute-Marne, Meurthe-et-Moselle et Deux-Sèvres ; chacun dix ;

Ain, Allier, Loir-et-Cher, Tarn-et-Garonne : chacun onze ;

Basses-Alpes, Charente, Corrèze ; chacun douze.

En résumé, ces 28 départements représentent environ le tiers du territoire de la République Française, et le quart de sa population, mais ils comptent presque tous parmi les moins riches et les moins agréables à habiter. Il est en outre à remarquer que neuf d'entre eux sont situés sur la frontière de l'Est — ce qui n'offre guère de sécurité en cas d'invasion ; — et deux en Afrique, les deux moins avantageux de la colonie.

Pour ces 28 départements, il y a deux cent vingt-sept (227) officiers de santé ; soit une moyenne de huit environ (8,1) pour chacun de ces départements.

Par contre, les Docteurs s'y trouvent au nombre de 2,532 ; soit une moyenne de plus de quatre-vingt-dix (90,4) pour chacun de ces départements.

La conclusion est facile à tirer.

Voyons maintenant les départements qui comptent le plus d'officiers de santé.

C'est en première ligne la Seine, qui en possède 504 (déclarés tels, c'est-à-dire sans compter les Docteurs de Philadelphie, etc.). C'est un nombre plus que double du total des 28 départements cités plus haut.

Vient ensuite le Nord, avec le chiffre de 191, c'est-à-dire autant que pour 25 des autres départements.

Immédiatement après le Nord, vient le Pas-de-Calais, avec 169 officiers de santé ; la Somme avec 152, la Haute-Garonne, 100. Total, pour ces six départements, 1,267, c'est-à-dire environ les 2/5 du nombre connu des officiers de santé ; c'est-à-dire une moyenne de 211 pour chacun de ces départements, autant pour un seul que pour 26 des autres.

Maintenant, ajoutons encore les douze départements suivants :

La Seine-Inférieure..	93	Aisne...............	65
Le Gers............	91	Hautes-Pyrénées.....	66
La Gironde.........	91	Landes..............	62
Ille-et-Vilaine.......	83	Loire-Inférieure	56
Bouches-du-Rhône...	76	Hérault..............	51
Marne..............	70	Calvados............	50

Nous avons un total de 854 officiers de santé et une moyenne de plus de 71 pour chacun de ces douze départements.

Soit, pour ces 18 départements, un nombre de 2.121 officiers de santé : ce qui représente environ les 2/3 du nombre total pour toute la France.

Or, personne ne peut nier que ces 18 départements ne comptent tous parmi les plus beaux, les plus riches, les plus peuplés, les plus favorisés sous beaucoup de rapports.

Voilà la part que les officiers de santé, en dépit de la loi de l'an XI, se sont attribuée : et encore ont-ils choisi, parmi les meilleures situations, celles qui offrent le plus d'agrément et de sécurité.

Dans les 50 autres départements, la moyenne des officiers de santé est de 20 environ et celle des docteurs de 85.

De la statistique précédente, il ressort :

1° Que les grands centres, les contrées riches et agréables, où il y a beaucoup à gagner, et rien à perdre, sont les endroits où il y a le plus d'officiers de santé ;

2° Que les pays pauvres, les contrées reculées, et les provinces de la frontière de l'Est, sont les endroits où il y en a le moins.

D'où il suit que l'institution des officiers de santé, ne remplissant pas le but qu'on lui avait assigné, doit disparaître totalement.

Si nos législateurs attachent beaucoup d'importance à ce titre, qu'ils le maintiennent dans l'armée, comme grade minimum obligatoire pour les sous-officiers du corps des infirmiers qui, ayant fait preuve d'aptitudes et d'études suffisantes, voudraient passer au rang d'officier du service de santé des armées de terre ou de mer, ou pour les élèves des différentes écoles de médecine qui n'ayant pas, à l'âge de 20 ans, les grades universitaires nécessaires pour entrer dans le dit service, seraient autorisés à continuer leurs études sous les drapeaux.

Et puisqu'il est question de médecins militaires, nous croyons devoir dire en passant notre pensée tout entière sur ce chapitre.

Il est facile de prouver que, dans toutes les villes de garnison, il y a des médecins militaires qui s'occupent de clientèle civile ; quand ce n'est que par hasard, une fois de temps en temps, passe encore ; mais habituellement et régulièrement, et de façon même à faire tort aux médecins civils : cela doit être formellement et rigoureusement interdit ; et les violations de cette interdiction sévèrement réprimées.

Nul plus que nous ne respecte le corps de santé militaire ; mais il est un fait certain très facile à constater, c'est que partout et toujours les médecins civils ont cherché à n'avoir que des rapports de bonne confraternité avec les médecins militaires, et même à se montrer pour eux pleins de déférence et d'égards, tandis qu'il n'en est pas *toujours* de même des médecins militaires vis-à-vis de leurs confrères civils. Ils ne semblent pas, certains d'entre eux du moins, attacher grande importance aux titres, ni aux talents, ni à la dignité des médecins civils. A les voir et à les entendre, il semble qu'il n'y ait que des médecins militaires ; les autres ne comptent pas ; ils ont pour eux le même dédain que tout « *vrai militaire* » doit avoir pour « *le pékin* ». Soit. Nous ne voulons pas changer leurs idées, mais que chacun reste à sa place. Nous n'allons pas forcer leurs casernes, ni leurs infirmeries, ni leurs hôpitaux ; qu'ils ne viennent pas s'introduire dans notre clientèle, visiter nos malades et panser nos blessés : ils en ont assez des leurs.

Art. II et III (du projet Chevandier)

Les articles 2 et 3 du projet Chevandier sont réellement trop larges et trop généreux envers les officiers de santé.

Il ne faut jamais être plus royaliste que le roi. La preuve c'est que l'officier de santé ne demande pas tout cela ; le bon officier de santé est justement fier de son titre, il n'ambitionne nullement le titre de docteur. Du reste s'il l'ambitionne, s'il possède réellement le feu sacré, n'ayez crainte, il saura bien le conquérir. On en voit des preuves tous les jours. Chacun de nous en connaît des exemples.

Que veut l'officier de santé ? Avoir le droit d'exercer dans n'importe quel département.

Cela semble assez juste à première vue. Mais si vous accordez ce droit à l'officier de santé où sera la différence avec le docteur ? Il n'y en aura pas. Je sais bien que vous allez me répondre par les fameuses « *grandes opérations,* » que l'officier de santé n'a pas le droit de faire tout seul. (Art. 3 du projet du gouvernement). Il n'en a pas le droit, et il les fait quand même à l'occasion ; d'ailleurs, s'il sait les faire, pourquoi ne les ferait-il pas ? — Bien ; il continuera donc à violer la loi, à ses risques et périls. Possible. Mais la loi sera toujours violée quand même. — Eh bien ! si vous ne voulez pas que la loi soit violée, il faut trouver les moyens d'être juste envers l'officier de santé, tout en ne commettant aucune injustice envers le docteur. Accordez-lui le droit d'exercer dans tel département qu'il voudra, mais dans un seul à la fois ; c'est-à-dire qu'il ne soit plus obligé de passer un nouvel examen, si, ne faisant pas ses affaires dans le premier département qu'il a choisi, il veut aller s'installer ailleurs.

Pourquoi, en effet, l'officier de santé qui a passé ses examens à Toulouse ou à Caen ne pourrait-il exercer la médecine que dans la Haute-Garonne ou le Calvados ? Pourquoi, si pour des raisons quelconques, il veut aller dans le Tarn, ou la Seine-Inférieure, l'obliger après six mois, un an, deux ans ou davantage, à passer un nouvel examen ? Il n'y a à cela aucune raison plausible.

Art. 3 (du Gouvernement).

Cet article qui n'est que la reproduction de l'article correspondant de la loi de l'an xi, ne saurait être maintenu, même en admettant le maintien des officiers de santé. En effet, il n'a jamais servi à rien ; il a toujours été transgressé, et il le sera toujours : il ne saurait en être autrement. Pourquoi ? Parce qu'on ne saurait définir convenablement ce qu'il faut entendre par grande opération. Il est convenu que les officiers de santé peuvent appliquer le forceps, et faire une version ; et je ne sache pas qu'aucun d'eux ait jamais été poursuivi pour ces deux opérations.

Pourtant il y a version et version ; et il y a des applications de forceps pour lesquelles le talent d'un professeur d'accouchement ne serait pas inutile. Quel est le juge qui fera la différence ?

D'un autre côté il est admis également que l'ouverture d'un abcès n'est pas une grande opération. Et cependant s'il s'agit d'un abcès rétro-pharyngien ou périnéphrétique, n'est-ce pas tout de suite une opération grave, un cas de vie ou de mort ? Pourtant il n'y a qu'une incision à faire. Là encore vous ne sauriez tracer la limite où finit la petite opération, et où commence la grande ? Alors pourquoi faire des lois sur des matières que vous ne pouvez préciser ? — Le plus souvent, sinon toujours, le médecin, quel qu'il soit, quelque titre qu'il ait ou qu'il n'ait pas, a la conscience de ce qu'il sait faire, et par conséquent de ce qu'il doit faire.

Officier de santé ou docteur, quand il se trouve en présence d'un cas grave ou même douteux, il appelle à son aide un confrère qu'il sait plus au courant que lui, plus habitué à ces sortes d'intervention.

Le plus souvent aussi, sinon toujours, le

médecin, quel qu'il soit, ne cherche pas de gaieté de cœur à compromettre la vie ou la santé de ses malades, ni à perdre sa réputation, — ce qui revient au même.

Encore un dernier argument. Il y a beaucoup de docteurs, savants médecins, cliniciens éminents, qui depuis leurs dissections de l'internat, n'ont jamais tenu un bistouri, non parce qu'ils ne peuvent pas, mais qu'ils ne veulent pas, ou que cela ne rentre plus dans les habitudes de leur pratique. Ceux-là ne font jamais d'opérations, grandes ou petites ; et si vers l'âge de 40 ou 45 ans, il leur prenait fantaisie de faire une ovariotomie, ou une simple iridectomie, croyez-vous qu'ils ne seraient pas aussi coupables que l'officier de santé qui voudrait tenter les mêmes opérations ? — Et pourtant, d'après la loi, en cas d'insuccès, le docteur ne serait pas condamnable, et l'officier de santé le serait.

Injustice flagrante, iniquité manifeste.

En résumé, soit que l'on ne reçoive plus d'officiers de santé à partir de la promulgation de la nouvelle loi, soit que l'on maintienne ce diplôme et ce titre, l'art. 3 du projet du gouvernement est tout aussi inapplicable que l'art. 29 de la loi de ventôse an XI.

Quant à l'art. 4, il est non seulement inapplicable, mais injuste et même ridicule.

On pourrait les modifier ainsi qu'il suit :

« Les officiers de santé pourront s'établir dans tel département et dans telle localité qu'ils voudront ; et s'ils viennent à être obligés de quitter cet établissement pour aller dans un autre département, ils ne seront pas astreints à passer de nouveaux examens, — *mais ils n'auront pas le droit d'exercer leur profession hors des limites du département où ils seront établis.*

Il me semble que cette distinction suffirait : le Docteur aura le droit d'aller soigner des malades hors de son département ; l'officier de santé, — qui aura dépensé moins de temps et moins d'argent, — exercera dans un seul département. Il n'y aura plus là rien d'injuste ni rien de ridicule. Il serait au contraire souverainement injuste de donner à l'officier de santé tous les avantages et tous les privilèges du Doctorat, sans en avoir subi toutes les épreuves et toutes les dépenses.

Maintenant si le projet du gouvernement se montre trop sévère pour les officiers de santé, le projet Chevandier, au contraire (art. 2, 3, 18), se montre beaucoup trop généreux et trop complaisant, comme nous l'avons déjà vu.

Voici, selon nous, comment on pourrait modifier ces différents articles :

Art. 2. — Les officiers de santé reçus conformément, etc., etc..., s'ils sont âgés de plus de trente ans, et s'ils ont au moins trois ans d'exercice *prouvés par leur patente*, auront désormais le droit d'exercer leur profession sur tout le territoire de la République, sans être astreints à l'obtention d'un nouveau diplôme, mais aussi sans avoir le droit de s'arroger le titre de docteur.

Art. 3. — Les officiers de santé qui n'auront pas atteint l'âge de trente ans dans le courant de l'année de la promulgation de la nouvelle loi, ou qui n'auront pas au moins trois ans d'exercice, seront astreints, s'ils veulent obtenir le titre et les droits de docteur, a se présenter dans le délai d'un an devant une Faculté de l'Etat pour y subir deux examens, l'un de clinique médicale et chirurgicale et l'autre de clinique obstétricale.

La thèse sera remplacée par deux questions écrites l'une de médecine pratique et l'autre de thérapeutique, avec un examen oral consécutif portant sur ces deux sujets.

Ces examens paieront les mêmes droits que les examens correspondants du doctorat.

Art. 18 (du projet Chevandier) — paragraphe 1er à supprimer complètement,

Quant au 2e paragraphe, il pourrait être maintenu en remplaçant le mot ou par le mot ET dans le membre de phrase suivant :

Ceux qui seraient munis du diplôme de bachelier ès-lettres ou de bachelier ès-sciences, ceux qui acquerront l'un ou l'autre de ces deux diplômes au cours de leurs études,.. etc.., etc.

En effet, le 1er paragraphe va à l'encontre de l'esprit même de la loi en créant de nouveaux officiers de santé quand il est question de les supprimer. Une pareille idée est inadmissible. Inadmissible également la faveur (2e paragraphe, vraiment trop grande de la suppression d'un baccalauréat pour des jeunes gens qui sont encore en cours d'études et qui, pour la plupart, ont tout au plus de vingt à vingt-deux ans.

Art. 5 (du projet du gouvernement). — Ce n'est que la roproduction de l'art. 27 de la loi de ventôse. Il serait préférable de le voir remplacé par les art. 12 et 13 du projet Chevandier, qui sont plus explicites ; mais pas encore assez cependant. En effet :

1° Les officiers de santé exerçant actuellement et ceux qui vont encore se faire recevoir jusqu'à la promulgation de la loi (et même encore plus tard, d'après l'art. 18 de ce projet), tous ces officiers de santé, dis-je, dont un certain nombre exerceront encore dans 30 ou 40 ans, seront-ils assimilés aux docteurs pour les expertises médico-légales, ainsi que pour les fonctions de médecins et de chirurgiens des hôpitaux et hospices ?

Le projet Chevandier n'en dit rien, ou plutôt il semble admettre l'égalité complète de l'officier de santé et du docteur. Le projet du gouvernement accorde ce privilège aux seuls docteurs, et les raisons qu'en donne l'honorable M. Riant, dans son rapport à l'Association générale, sont réellement convaincantes.

2° L'art. 12 (du proj. Chev.) va imposer de terribles obligations aux médecins, pour peu que *l'autorité administrative et les agents de la santé publique* veuillent faire de zèle à nos dépens.

Renseignements utiles à l'hygiène générale,... maladies épidémiques ou endémiques,.... causes de décès....

Tout médecin sera tenu,.... — S'il refuse ? qu'elle sera la peine ? — Et s'il consent ? Si, harassé de fatigue le soir, en rentrant, il trouve un questionnaire à remplir, et qu'il passe la moitié de sa nuit à y répondre, quelle sera, en outre de *la satisfaction du devoir accompli*, la rémunération à laquelle il aura droit ? Il faut le dire, car si vous voulez faire de tous les médecins des fonctionnaires, il faut au moins qu'ils sachent quels seront leurs émoluments. Et surtout, puisque nous sommes sur ce chapitre, il faut tâcher d'introduire dans cette loi, à moins qu'on ne préfère refondre entièrement *la loi du 18 juin 1811*, un petit paragraphe qui alloue un peu plus de 5 fr. pour une autopsie, un peu plus de 3 fr. pour une visite avec rapport, 1er *pansement compris*, et un peu plus de 2 fr. 50 par myriamètre parcouru.

Je pense que MM. les officiers de santé n'auront pas encore trop à se plaindre de la trop grande sévérité de ces articles 2 et 3 (du projet

Chevandier, modifiés ainsi qu'il a été dit plus haut.

Puisqu'ils se prétendent au niveau des docteurs, ils n'ont qu'à en fournir les preuves. Il faut bien considérer que les examens exigés par les articles précédents sont un minimum au-dessous duquel on ne saurait descendre, sans discréditer le titre de docteur. On remarquera qu'il n'est nullement question, dans ces examens, des sciences dites accessoires, encore moins des études littéraires (qui cependant ont bien leur valeur, ne serait-ce que pour ne pas recourir si souvent au dictionnaire) ; il n'y est même pas question d'anatomie ni de physiologie, ni de Matière médicale : des connaissances pratiques, voilà seulement ce qu'on leur demande pour leur octroyer le titre de docteur.

Il est vrai qu'il est question aussi de droits d'examen ; mais les docteurs les ont bien payés ces droits, sans compter ceux du baccalauréat et d'autres encore. Il est vrai que cela ne sera pas tout à fait amusant pour tout le monde, de préparer et de passer des examens vers l'âge de 30 ans, et après trois ans d'exercice. Mais combien de docteurs qui ont plus de 30 ans d'âge et plus de trois ans de grade et qui préparent des examens bien plus sérieux?

Encore une fois, c'est là un minimum au-dessous duquel il serait désolant de descendre. A moins qu'on ne décrète tout de suite que le premier vétérinaire venu a le droit de prendre le titre de docteur, comme il prend déjà celui de médecin.

Art. 6 (Projet du gouvernement). — Tout le monde parle aujourd'hui de la grande lutte pour la vie : *struggle for life*. Dans cette lutte terrible, lutte incessante, sans trêve ni merci, des individus et des peuples entre eux, l'*appareil masticateur*, la bouche et ses accessoires, tenant sous leur dépendance tout le système digestif, c'est-à-dire le générateur même du moteur animal, ne doit-il pas avoir un rôle pour le moins aussi important que les appareils de l'audition, de la vision ou de la phonation? Je ne sache pas qu'aucun medecin auriste, oculiste, laryngologiste, ou même syphiliographe ait jamais cru pouvoir se dispenser des études générales auxquelles oblige le doctorat. Donc, pas d'exception pour les dentistes, — plutôt que pour les autres spécialistes. Nous en aurons peut être moins, mais ils seront meilleurs.

La commission parlementaire a cru devoir ajourner toute réglementation de l'art dentaire. Voyons ses raisons : « S'il est vrai que le den-
« tiste, muni de connaissances médicales géné-
« rales, a un avantage réel sur celui qui en est
« dépourvu, rien ne prouve que ce dernier, *en*
« *possession de toutes les connaissances spé-*
« *ciales requises pour l'exercice de son art*,
« ne pourra avoir ni plus d'adresse ni plus
« d'habileté, ni plus de connaissances profes-
« sionnelles que le premier. De l'aveu de tous,
« le plus grand médecin, s'il n'a reçu une ins-
« truction toute particulière, peut être d'une
« ignorance absolue en *prothèse dentaire*. Il

« est donc vrai de dire, qu'à l'heure actuelle,
« les diplômes d'officier de santé ou de docteur,
« ne *constituent pas une garantie*, que bien
« moins encore ils peuvent donner droit à *un*
« *monopole*. Il faudrait, pour cela, qu'un
« diplôme spécial vînt affirmer la spécialité
« choisie par le médecin, et encore ! Or, cette
« condition nécessaire ne se trouve point dans
« l'article 6 du projet ministériel. »

En possession de toutes les connaissances spéciales requises pour l'exercice de son art !..... Messieurs les députés médecins, si vous êtes de grands médecins et de grands orateurs, vous n'êtes guère de grands abstracteurs de conséquences naturelles : vous faites là une pétition de principe. Vous supposez tout gratuitement qu'il a les connaissances requises. Et où les a-t-il puisées *toutes ces connaissances requises* ? — Ensuite, *de l'aveu de tous, le plus grand médecin, etc*..... Il en est de même pour toutes les spécialités. Allez donc un peu faire opérer une cataracte, ou extraire un polype du larynx, aux professeurs Germain Sée, ou Peter, ou Jaccoud, ou Ball. Je crois qu'il leur serait encore beaucoup plus facile, pour peu qu'ils se souviennent de leur externat ou de leur internat, d'extraire une molaire, fût-elle même *barrée*, ou de prendre une empreinte de l'arcade alvéolaire supérieure.

En tout cas, l'instruction toute particulière, technique, qui est nécessaire à un bon dentiste, peut être acquise assez rapidement à la fin de ses études par un Docteur ou même un Officier de santé, fût-il à cette époque d'une ignorance absolue, — et il ne l'est certes pas, — en art dentaire, sinon en prothèse.

Comment donc a-t-on pu dire que les diplômes d'officier de santé ou de docteur ne *constituent pas une garantie*, que bien moins encore ils peuvent donner droit à un monopole. Si on veut dire par là qu'on ne saurait avoir confiance dans un officier de santé ou un docteur qui voudrait d'emblée, — *sans jamais avoir étudié ou pratiqué* l'art dentaire, —

s'improviser dentiste, et se livrer à toutes les *opérations ou réparations concernant ce métier*, cela serait à peine admissible, puisqu'on place bien sa confiance en des garçons d'amphithéâtre, garçons bouchers ou boulangers et autres illettrés, qui, sans aucune étude préalable (j'en connais qui savent à peine lire et signer leur nom), se livrent à l'exercice de cette profession.

Mais nos honorables médecins ont donc oublié que l'art dentaire fait partie de la petite chirurgie, et que l'officier de santé, aussi bien que le docteur qui, dans ses examens de fin d'année ou définitifs, n'aurait pas répondu à une question sur l'appareil dentaire, son évolution ou ses maladies, se serait vu blackbouler tout aussi bien que s'il avait mal répondu à une question sur l'appareil lacrymal, ou sur l'appareil urinaire. Et si vous employez le mot *monopole*, qui est un gros mot, pour le dentiste, pourquoi ne pas l'employer pour le médecin oculiste, ou tout autre spécialiste ? En voilà aussi des monopoles !

A ceux-ci il faut de longues et coûteuses études préparatoires et un diplôme que tout le monde ne peut pas obtenir, Et à ceux-là, à des garçons bouchers, à des saltimbanques..., etc., tout gratis. On les autorise même à l'exercice illégal de la médecine. Car nul n'ignore que le dentiste ne soigne en même temps d'autres affections que celles de la bouche, et qu'il ne fasse, en fait de prothèse, que de la prothèse dentaire.

Comment ! lorsqu'on parle de *relever le niveau de la profession de dentiste, de l'infériorité où elle se trouve vis-à-vis des dentistes étrangers*, lorsqu'on sait pertinemment que les dits dentistes étrangers s'occupent avec succès de toutes les maladies de la bouche aussi bien que de l'appareil dentaire, on vient déclarer que le diplôme de docteur ou d'officier de santé ne *signifie rien ou à peu près rien*, au point de vue de la pratique dentaire !

Evidemment, si l'on ne veut entendre par pratique dentaire que l'extraction d'une molaire ou d'une incisive, que le plombage ou même l'aurification, que le moulage au moyen de la cire ou de toute autre substance, des arcades dentaires et des différentes pièces de prothèse, qui sont envoyées de suite à un fabricant, ou mécanicien spécialiste, et renvoyées aussi vite pour être essayées ou appliquées définitivement ; si vous n'entendez que cela par pratique dentaire, je suis d'avis que le premier maréchal-ferrant venu, ou le dernier des garçons de laboratoire ou d'amphithéâtre, peut aspirer et arriver au titre de dentiste, après quelques semaines ou, si vous le voulez quelques mois d'études et de pratiques *in ânima vili.*

Mais si vous voulez — comme je sais que vous le voudrez quand vous serez orné de votre simple diplôme de dentiste, — pratiquer l'anesthésie, avec le chloroforme ou le protoxyde d'azote, ou tout autre médicament dangereux, manipuler et administrer à vos clients sous une forme quelconque l'acide arsénieux, la morphine, la cocaïne, la belladone, l'aconit, l'antipyrine, etc. etc. — Halte là, messieurs ! ce sont là tous médicaments qu'un Docteur en médecine ne doit formuler autrement qu'en toutes lettres, et que le pharmacien ne doit jamais délivrer que sur ordonnance de médecin. Vous empiétez à la fois sur le domaine médical et sur le domaine pharmaceutique, sans jamais avoir satisfait à la moindre des conditions, au moindre des examens exigés pour remplir l'une quelconque de ces deux professions.

Et maintenant si le dentiste veut aborder, comme il s'en est arrogé souvent le droit, le traitement de toutes les maladies de l'appareil dentaire et de la bouche ; si par exemple, comme cela s'est vu maintes fois, il lui arrive de luxer, de fracturer un des os maxillaires, s'il se trouve en présence d'une nécrose, d'une carie, d'une exostose, ou d'un cancer de ces os ; s'il s'agit de reséquer une portion plus ou moins considérable du bord alvéolaire ; s'il a seulement affaire à un simple ostéo-périostite alvéolo-dentaire, avec ou sans gingivite ou épulis ; (je ne veux point parler de toutes les variétés stomatite, depuis la simple stomatite érythémateuse, jusqu'à la stomatite mercurielle, de toutes les variétés de fistules salivaires, d'abcès fongueux, de kystes et de tumeurs plus ou moins malignes de cette région si fertile en accidents de toutes sortes) ; trouverez-vous encore que le diplôme de docteur ou celui d'officier de santé, *ne signifie rien ou à peu près rien?*

Et moi, je dis que pour une spécialité dont le champ opératoire est si vaste, si important, — et surtout si lucratif, ne l'oublions pas, s'il vous plaît, — le diplôme de docteur est une garantie nécessaire, indispensable, que la société a le droit et le devoir d'exiger.

Là encore, *salus populi suprema lex esto.*

L'art. 14 de la nouvelle loi — comme l'art. 7 du projet Chevandier — est moins libéral pour les médecins que l'art. 27 de la loi de germinal an XI. La vieille loi trouvait qu'il suffisait qu'il n'y eut pas de pharmacien ayant officine ouverte *dans la localité habitée par le médecin* pour que celui-ci pût fournir des médicaments à ses malades. Aujourd'hui, on trouve que la distance de 4, 5 et même 6 kilom., n'est pas trop grande entre la résidence du médecin et celle du pharmacien.

De la résidence du malade, il n'est nullement question.

Décidément, il ne faut pas oublier que cette loi doit être faite surtout en vue des malades et non pas en vue des médecins ou des pharmaciens.

Aussi, d'après cette nouvelle loi, soit le projet du gouvernement, soit le projet Chevandier, si mon domicile est situé à 3 kilom. 999 mètres de la pharmacie la plus proche, quand même mon client en serait éloigné de 6 ou 8 kilomètres, — ce qui arrive souvent. — il me serait interdit de délivrer un médicament quelconque à mon malade.

Allons donc ; médecins-législateurs, ou législateurs-médecins, soyez donc logiques soyez humains surtout, si vous ne pouvez être plus précis ; ou bien, il pourrait se trouver quelque Numa Gilly qui vous accuserait, vous aussi, de tripoter dans la drogue.

— « ...*Même en cas de possession des deux diplômes...* » Hâtons-nous de faire une distinction importante. Il n'existe, nulle part en France, ni en Europe, ni en Amérique, assez de docteurs-pharmaciens pour qu'on fasse une loi spéciale pour eux.

Vraiment, un étranger qui lirait cet article de loi dirait : « Il y a donc beaucoup de docteurs en France qui ont à la fois le diplôme de docteur et celui de pharmacien ! »

Il n'y a pas de pharmacien-docteur qui s'occupe encore de médecine pratique, qui soit praticien dans le vrai sens du mot, une fois ses diplômes obtenus. Et il n'a point tort. Il consacre généralement tout son temps et toutes ses études à l'exercice de la pharmacie, qui lui offre des bénéfices plus considérables avec beaucoup moins de peine et de danger.

O législateurs de l'an 1888-89, vous savez qu'on n'a jamais pu empêcher, depuis 80 ans, les pharmaciens qui ne sont pas docteurs d'exercer illégalement la médecine en donnant des consultations à tous ceux qui en demandent et même à ceux qui n'en demandent nullement. Et vous prétendez empêcher ceux qui ont les deux diplômes ? Allons donc. Ceux-là ne sont pas si nombreux, je le répète ; et puis le seraient-ils, qu'ils ne seraient pas assez sots pour s'occuper de médecine au détriment de la pharmacie.

Du reste, quel est le but, ou plutôt quel doit être le but du législateur ? Le bien public, apparemment. Eh bien ! il n'y a aucun danger pour le public à consulter un pharmacien qui est en même temps docteur en médecine.

Le 2e paragraphe accorde au « *médecin qui exerce dans les localités où il n'y a pas de pharmacien à 4 kilomètres, le droit de tenir des médicaments*, etc. »

Pourquoi la loi de l'an XI disait-elle « officier de santé, bourg, village, commune ? » Parce que, à cette époque, il n'y avait pas de docteurs qui fussent établis à la campagne dans des bourgs, villages et communes ; et que le législateur supposait qu'il en serait longtemps ainsi, ou tout au moins aussi longtemps que validerait sa loi, faite surtout pour assurer des secours médicaux aux habitants des campagnes.

Or, sa loi n'a jamais validé, elle n'a jamais empêché les officiers de santé d'exercer partout où ils ont vonlu, dans deux, trois, ou même quatre départements.

Elle n'a jamais empêché les dits officiers de de santé de faire sans contrôle toutes les opérations qu'ils ont jugé à propos de faire.

Elle n'a jamais empêché les charlatans, de

tout sexe et de toute robe, de se livrer partout à l'exercice de leur lucrative profession.

Elle n'a jamais empêché les sages-femmes non diplômées, — matrones, femmes hardies, etc., — d'exercer illégalement au grand jour, avec l'approbation tacite, sinon la complicité ouverte, des magistrats, préfets, sous-préfets, et autres boîtes-aux-lettres ou tirelires électorales.

Elle n'a jamais empêché non plus les médecins des campagnes de fournir des médicaments à leurs malades *dans les cas urgents*. (Une loi quelconque qui prétendrait empêcher cela, serait une loi rétrogade et inhumaine, à laquelle un médecin n'obéira jamais.)

Dans les cas urgents !..... Quel sera le juge ayant la compétence voulue pour déclarer que tel cas est urgent et que tel autre ne l'est pas ? Que tel médicament est absolument nécessaire et que tel autre ne l'est pas ? Un peu de poudre d'ipéca, un simple vomitif n'est pas absolument urgent, en cas de gastrite ni de rhumatisme ;

il le devient en cas de croup, d'empoisonnement ou même d'indigestion.

Et s'il ne s'agit que d'un cas ordinaire, non urgent, si par exemple il s'agit de pilules ferrugineuses, ou de capsules de goudron, ou de sirop pectoral, pourquoi le médecin aurait-il le droit de fournir ces articles à 4 kilom. et qu'il se verrait empêché 3 k\|2, et même à 3 k. 900 m. ?

Tout cela n'est ni clair, ni précis, ni juste.

Et puis, franchement, combien pensez-vous qu'il y ait de médecins faisant de la pharmacie? Il est facile de se rendre compte que plus de la moitié des médecins de France, ceux qui exercent daus les chefs-lieux et dans les grandes villes, sont trop souvent détournés, soit par leurs devoirs professionels, soit par leurs distractions plus ou moins forcées, n'ont pas pas assez de loisir pour se livrer à la pharmacie : soit sept mille au minimum qui n'offrent aucun motif de crainte ou de jalousie au pharmacien.

Maintenant, parmi les médecins des petites villes et des bourgades ou villages, il y en a encore beaucoup qui sont trop occupés, et qui d'ailleurs, dans leur localité, ont au moins un pharmacien avec lequel ils sont ordinairement en bons rapports. Donc pas de danger encore de ce côté pour l'exercice illégal. Du reste, il ne tarderait pas à être découvert et signalé.

Il ne reste donc plus que les localités qui ont un pharmacien et pas de médecin, ou bien celles qui ont un médecin et pas de pharmacien.

Pouvez-vous, raisonnablement empêcher le pharmacien qui est établi dans une commune où il n'y a pas de médecin, de donner quelques conseils et même quelques médicaments? — Jamais, vous auriez contre vous non seulement les pharmaciens, mais encore et surtout l'opinion publique.

Mais, à propos, combien y en a-t-il en France, de pharmaciens établis dans les communes où il n'y a pas de médecins? Ce phénomène n'est pas visible dans tous les départements, à beaucoup près ; en revanche, certains départements, les départements normands surtout, en possèdent plus que les autres. Bref, en moyenne, il peut y en avoir deux par département, peut-être 150 pour toute la France.

Combien, en revanche, y a-t-il de médecins établis dans des communes où il n'y a pas de pharmacie ? Il y en a plus de cinq mille, c'est-à-dire au moins le 1/3 des praticiens de France *parmi lesquels quatre mille docteurs.*

Et si vous ne vous montrez pas trop sévères, au point de vue de l'exercice de la médecine, envers les 150 pharmaciens — mettez 200 si vous voulez — installés dans des communes sans médecin, de quel droit faites-vous des articles de loi draconiens contre les cinq mille médecins, (ou plutôt contre leurs malades,) — qui se sont résignés à quitter Paris et le voisinage des grands centres pour venir donner leurs soins à ces populations aussi pauvres que laborieuses qui nourrissent le reste de la

France, et dont ils partagent eux-mêmes le rude et stérile labeur ?

Comment ! le pharmacien aura toujours le droit, ou bien il le prendra, de donner ses médicaments sans ordonnance, et le médecin ne pourra délivrer que des ordonnances sans médicaments !

Et les localités possédant un pharmacien sans médecin sont l'exception : 1/40 du nombre total ; tandis que celles possédant un médecin sans pharmacie sont le plus grand nombre : 1/3 du nombre total.

Encore une fois, occupez-vous surtout du public, c'est-à-dire du malade, qui préférera toujours recevoir ses médicaments, urgents ou non, de la main de son médecin, — surtout s'il n'y a de pharmacie ni au domicile du malade, ni à celui du médecin.

Pourquoi imposer des courses inutiles à des gens dont le temps est si précieux ?

Il est donc plus simple, plus juste et surtout plus conforme à l'intérêt public de modifier ainsi l'art, 14 du projet du gouvernemnt (art. du 7 projet Chevandier).

Tout médecin peut fournir des médicaments à ses malades dans toutes les localités où il n'y a pas de pharmacie, — sous la condition etc.

Vraiment, les Pharmaciens ont grand tort de se plaindre de la concurrence des médecins.

Pour un médecin — et quel médecin souvent ? un pauvre médecin de village qui a bien de la peine avec ce cumul à vivre modestement, et à élever non moins modestement sa petite famille, — pour un médecin, par ci par là, qui fait de la pharmacie, combien de Pharmaciens qui font de la médecine, non point par ci par là et dans les villages, mais tous les jours, à chaque instant, et dans des villes, dans de grands centres, abondamment peuplés de médecins.

Oui, en effet, il y a quelqu'un qui a droit de se plaindre de la concurrence !

Et puis, qu'ils commencent par ne point se faire la concurrence à eux-mêmes.

Tout le monde sait qu'il y a des Pharmacies-drogueries centrales *spécialement créées pour les médecins* : Pharmacie centrale du Nord — Pharmacie centrale de l'Est — Pharmacie centrale du Centre — Pharmacie centrale de l'Ouest — Pharmacie centrale du Midi.

Il y en a à tous les points cardinaux et même à tous les rumbs de la rose des vents. Ces pharmacies-drogueries centrales se chargent de fournir aux médecins de la campagne et de la ville, ainsi qu'aux vétérinaires, tous les articles qui peuvent leur être nécessaires ou seulement utiles : tout cela par flacons, et par petits paquets soigneusement étiquetés.

L'un d'eux a été jusqu'à inventer des *potions sèches*. Ne riez pas. Cela existe : Le malade est-il un rhumatisant, ou un pneumonique, vite le flacon étiqueté *Potion anti-rhumatismale* ou *Potion pectorale*, 30 grammes de cette drogue délayés dans 120 gr. d'eau pure. Agitez. Et la potion est prête à avaler.

Que n'inventeront-ils pas ces bons apothicaires ? Du reste, ils peuvent tout inventer, puisque l'on consent à tout avaler.

Vulgus vult decipi

— Les art. 7, 8 et 9 du projet du gouvernement et l'art. 6 du projet Chevandier, relatifs aux sages-femmes de 2e classe, n'ont pas plus raison d'être que les dispositions relatives aux officiers de santé.

Pourquoi ne pas supprimer les sages-femmes de 2e classe, en leur laissant toutefois, la faculté de passer des nouveaux examens ?

Puisqu'on n'est jamais parvenu à faire respecter les anciennes restrictions apportées à l'exercice de leur profession, pourquoi en inventer de nouvelles qui seront bien moins observées encore ?

Où les sages-femmes sont-elles spécialement utiles, nécessaires même ? — Ce n'est certes pas dans les grands centres, où il y en a toujours trop, et où les médecins sont les uns sur les autres. C'est plutôt dans les petites villes et bourgades, c'est surtout dans les communes rurales, où le médecin est littéralement surmené, et souvent obligé, — qu'il le veuille ou non — d'abandonner à des matrones non diplômées les soins à donner aux femmes en couches.

A ce propos, si les *Étudiantes* pour le Dotorat étaient dirigées surtout dans cette voie, ainsi que vers les maternités et les hospices-d'enfants, ne seraient-elles pas plutôt dans leur élément qu'au milieu des cliniques chirurgicales ou des maladies de vessie ???...

Ainsi sur 8 de ces demoiselles qui figurent sur la liste officielle des internes et externes, pour l'armée 1888, il y en a une seule dans un service d'accouchements.

Tant il est vrai que le fruit défendu sera toujours celui qui offrira le plus d'attrait, — même aux intelligences les plus cultivées ; — tant il est vrai que l'esprit humain semble toujours s'évertuer à contrarier la nature !

Voici une femme qui a une intelligence supérieure, elle a du goût pour les études scientifiques, c'est son droit ; il est même de son devoir de cultiver ses aptitudes le plus possible ; parmi les études scientifiques, celles qui lui offrent le plus d'attrait sont la physiologie, l'anatomie et toutes les branches de la médecine. Très bien. Elle fréquente assidûment toutes les cliniques pendant plusieurs années ; elle va conquérir haut la main son diplôme de Docteur : croyez-vous qu'elle va s'adonner spécialement aux maladies des femmes et des enfants, où à l'obstétrique ? Ce serait le vœu de tous, le besoin de la société, l'avantage de la science. Eh bion ! il n'en sera rien : elle prendra uue spécialité quelconque, mais pas l'obstétrique, pas les maladies de femmes ni d'enfants.....

Pourtant il faut espérer, d'après certains signes qui commencent à se manifester, qu'il y aura des exceptions à cette règle : puissent ces exceptions devenir nombreuses, de plus en plus nombreuses ! Puissent toutes les femmes qui se livrent et qui se livreront à l'étude de la médecine, s'occuper surtout d'accouchements, de maladies de femmes et d'enfants, se spécialiser, en un mot, dans ces deux ou trois branches de l'art médical : ce serait une manière habile, heureuse, socialement utile, de rentrer dans leur rôle de femmes, *d'où elles ne pourront jamais sortir impunément*, — quelle que soient l'étendue de leur intelligence et l'énergie de leur volonté.

Le projet du gouvernememt (art. 10) et le projet Chevandier (art. 1 et 4) sont d'accord pour l'obligation et les délais d'inscription des diplômes. Du reste ces articles, ainsi que l'art. 5 du projet Chevandier et l'art. 11 du projet du gouvernement, ne sont que la reproduction presque exacte de la loi de l'an XI (art. 24, 26, 29, 34). Il y a cependant dans le projet Chevandier (art. 5) une disposition nouvelle qui existait déjà en germe dans l'art. 26 de la loi de l'an XI, mais qui n'est pas reproduite dans le projet actuel du gouvernement, c'est *la publication* (loi de l'an XI), *l'affichage* (projet Chevandier), par les soins du préfet, de la liste des Docteurs, Officiers de santé, sages-femmes et pharmaciens (avec leurs grades) domiciliés et ayant le droit d'exercer dans leurs départements.

Affichage est plus précis que *publication*, mais ne l'est pas encore assez. Il faudrait : *affichages dans toutes les mairies* ; afin que le public pût se renseigner exactement et par ses propres yeux.

On le fait bien pour la liste des vétérinaires : pourquoi ne le fait-on pas pour la liste des médecins ?

Savoir si l'on va confier son cheval ou sa vache à un vrai vétérinaire diplômé ou bien à un maréchal plus ou moins expert, à un simple hongreur, à un bistourneur quelconque, est certainement une question importante : question dont le gouvernement facilite la solution à juste titre, en publiant tous les ans la liste des vétérinaires, et en la faisant afficher à la porte de toutes les mairies de chaque département.

Mais savoir si l'on va confier sa propre santé, ou — ce qui est plus grave encore — celle d'une épouse ou ou d'un enfant aux soins d'un vrai Docteur d'une Faculté française, ou bien à un fruit sec d'une école préparatoire qui s'est approprié, moyennant finance, le titre de Docteur d'une Faculté interlope quelconque, c'est là une question autrement importante, autrement grave, une question qui intéresse au plus haut point la morale aussi bien que la santé publique ; une question enfin à la solution de laquelle le gouvernement doit apporter tous les éléments possibles.

Et pour arriver à ce but, l'une des mesures les plus indispensables est la *publication et l'affichage* par les soins du Préfet, dans chaque département, et *tous les ans*, de la liste de tous les médecins, sages-femmes, et pharmaciens, avec leurs grades, domiciliés et ayant le droit d'exercer dans ce département.

Pour tout ce qui concerne l'exercice illégal, les Pénalités, les Incapacités, le projet Chevandier diffère peu du projet du gouvernement. Que l'on adopte l'un ou l'autre de ces projets, ou bien qu'on les fonde ensemble, pour en faire une loi plus complète et plus précise, cela importe peu. — Ce qui importe, c'est la façon dont la loi sera appliquée.

Or, comme la loi de l'an XI, fort peu différente au fond de ces nouveaux projets, n'a jamais, ou presque jamais, été appliquée sérieusement, et que son efficacité pour la répression de l'exercice illégal peut être considérée comme absolument nulle, il est bien à craindre qu'il n'en soit de même de la nouvelle loi.

L'un des meilleurs moyens à employer, pour empêcher qu'il n'en soit ainsi, sera certainement l'introduction dans cette nouvelle loi de l'art. 15 du projet Chevandier.

« Les médecins jouiront..... du droit de se constituer en associations syndicales, dans les conditions de la loi du 21 mars 1884. »

Ce droit, qu'un aveuglement ou un oubli plus ou moins volontaire des législateurs, ainsi qu'une obstination plus ou moins incompréhensible de la part de la magistrature, ont jusqu'ici refusé aux médecins ; ce droit, dis-je, nous permettra de poursuivre plus directement et plus rapidement, surtout avec plus de succès, la repression des illégalités dont nous sommes victimes.

Car n'oublions jamais que si la confiance dans les pouvoirs civils et judiciaires est une bonne chose, bien meilleure encore et bien plus sûre est la confiance en nous-mêmes.

Toutes et quantes fois nous le pourrons, — surtout quand il s'agira de nos plus chers intérêts, — ne demandons jamais à d'autres ce que nous pourrons obtenir de nous-mêmes.

Donc, cet art. 15 du projet, relatif à la prescription quinquennale, et qui est plus précis et plus complet que l'art. 13 du projet du gouvernement, doivent figurer dans la Loi nouvelle.

De toutes les questions importantes soulevées par les nouveaux projets de Loi sur l'exercice de la médecine, il ne nous reste plus à examiner que la question des médecins reçus à l'étranger, (art. 2 du projet du gouvernement (art. 8. 9. 10 et 11 du projet Chevandier).

« Le gouvernement et la commission sont « d'accord, en principe, sur ce double point « que la *réciprocité internationale* et *l'équi-* « *valence rigoureuse des titres* doivent régler « l'exercice de la médecine en France par des « étrangers, ou à l'étranger par des Français. « Mais la commission reproche au projet du « gouvernement de ne pas se conformer, dans « son texte, à ces deux principes. En effet, le « projet du gouvernement dit 1° que les méde- « cins étrangers voulant exercer la médecine en « France devront subir tous leurs examens et « subir leur thèse ce qui va contre le principe

« de la réciprocité internationale, et, 2e que le « conseil supérieur de l'instruction publique « pourra accorder des *dispenses partielles*, ce « qui ouvre la porte au *privilège et à la faveur*.

« La commission se refuse absolument à « accepter cette disposition qui consacrerait, dit-elle, *l'abandon des droits du parlement*, « puisque le Conseil supérieur pourrait, par « voie d'arrêté, décider de choses qui sont, « affirme le rapport, *du domaine législatif* « (Bul. méd. 19 février 1888, page 218) ».

Pour ce qui est de la première raison donnée par la Commission, elle ne saurait avoir grande valeur.

La réciprocité internationale ! *L'équivalence des titres* ! ce sont là de beaux et grands mots, pleins de promesses,..... et de déceptions.

Réciprocité internationale, équivalence des titres, libre-échange, équivalence des produits, nous savons ce que nous ont coûté ces mots depuis 20 ans et plus.

Quand toutes les nations seront également civilisées, également instruites, également productrices, et surtout également libérales, tout cela sera possible, au point de vue scientifique, comme au point de vue politique, industriel, commercial et agricole.

Jusque-là, ce sera un non-sens, une utopie dangereuse, un commencement de suicide.

A propos de l'art. 4 de la loi de ventôse (relatif au même sujet), Fourcroy avait dit :
« On sent que si des hommes comme Boerhaave
« et Van Swieten, illustres dans le monde
« entier, venaient à s'établir en France, il
« serait aussi ridicule que superflu d'exiger
« d'eux des examens qu'ils auraient le droit de
« faire subir aux autres.

« L'expérience a appris que ce ne sont ni
« les Boerhaave ni les Van Swieten qui vien-
« nent s'établir en France. La mesure dictée
« par cette illusion n'a profité qu'à des étran-
« gers moins épris du culte de la science que
« de l'espoir de gagner de l'argent avec les

« malades que cet article leur livrait, sans la « garantie légale de ces examens, dont nos « médecins français n'étaient nullement exem- « ptés, quand il leur arrivait de se présenter « dans des conditions analogues, en pays « étranger.

« C'est pour cette raison que la faveur qui « était la règle dans la loi de ventôse, dans le « projet, reste l'exception. Les dispenses se- « ront toujours facultatives, elles ne devront « être accordées que conformément à un rè- « glement délibéré en conseil supérieur d'ins- « truction publique, mesure qu'il ne faudrait « pas différer de prendre, sous peine de consa- « crer l'arbitraire administratif sous le cou- « vert d'une garantie apparente.

« Les dispenses ne pouvant porter sur la tota- « lité des épreuves, les médecins reçus à l'étran- « ger et à qui ces dispenses auront été accor- « dées, resteront donc astreints, d'un côté à « fournir des preuves de capacité, et d'un autre « côté, à payer une part au moins des frais que

« les médecins reçus en France ont dû acquit-
« ter en totalité ». (Bulletin médical du 20 avril 1887, page 229).

La deuxième raison donnée par la commission pour s'opposer au projet du gouvernement n'est pas meilleure que la première.

D'abord le Conseil supérieur de l'Instruction publique ne pourra accorder que *des dispenses partielles*. Ensuite, le projet de loi du gouvernement ajoute : « En aucun cas elles ne porteront sur la totalité des épreuves. »

On pourrait même ajouter qu'en aucun cas ces dispenses ne porteront sur les épreuves de clinique ni sur celles de thérapeutique médicales, chirurgicales, obstétricales.

Ce qui fermerait encore mieux « *la porte au privilège et à la faveur*. »

Ce qui, en outre, ne « *consacrerait nullement l'abandon des droits du Parlement* » — puisque le Conseil supérieur ne pourrait, *par voie d'arrêtés*, que *modifier*, et non pas *déci-*

der des *choses du domaine législatif.*

Après tout, si le pouvoir législatif adopte cette loi, il admet et approuve par là même l'intervention du Conseil supérieur, et *n'abandonne nullement ses droits.*

Donc l'art. 2 du projet du gouvernement est parfaitement suffisant, surtout s'il est modifié comme il a été dit plus haut.

Et il ouvre certainement moins *la porte à la faveur et au privilège* que les art. 8, 9, 10 et 11 du projet Chevandier, sous leur apparente rigidité. *Qui trop embrasse, mal étreint.*

CHAPITRE V

ASSISTANCE PUBLIQUE.

Je vais faire pousser les hauts cris à bon nombré de confrères, en déclarant qu'il serait peut-être à souhaiter que tous les médecins fussent des *fonctionnaires.*

Des fonctionnaires ! Eh oui ; j'espère le démontrer, si l'on veut me prêter attention.

Et d'abord qu'est-ce qu'un fonctionnaire? D'après l'Académie, c'est « *le titre de quiconque exerce quelque fonction du gouvernement et qui reçoit un traitement de l'Etat.* » Et le sage Dictionnaire ajoute, comme exemple : « Le peuple doit respecter et honorer les fonctionnaires publics. » Et il faut bien reconnaître que le peuple suit généralement cet excellent précepte surtout à l'égard des fonctionnaires qui ne le tracassent pas trop. Et croyez bien qu'il n'en agirait pas autrement pour les médecins, s'ils devenaient des fonctionnaires publics.

Et n'allez pas d'abord m'arrêter au nom de votre indépendance, de votre liberté et de votre dignité professionnelle.

N'y a-t-il pas déjà un grand nombre de médecins militaires ou de marins qui, par cela même qu'ils sont médecins militaires ou de marine, n'ont pas tout à fait cette indépendance et cette liberté dont vous êtes si fiers ?

Et les médecins des ministères, de l'octroi, de l'état-civil, des épidémies, des dispensaires, de la commission des logements insalubres, du conseil d'hygiène et de salubrité, sans oublier les vingt-cinq ou trente médecins du service de santé de la police municipale (rien que pour Paris) et bien d'autres que j'oublie ; et les pofesseurs des différentes écoles ou facultés de médecine, les médecins et chirurgiens des hôpitaux, hospices et prisons, des bureaux de bienfaisance, inspecteurs du premier âge, etc., n'ont-ils pas abdiqué uue partie de leur indépendance et de leur liberté, ne sont-ils pas tous, peu ou prou, fonctionnaires? Vous me direz qu'ils ont librement choisi leur carrière ou accepté leurs fonctions, et qu'une fois leur choix arrêté, ils n'ont plus qu'à se soumettre aux exigences d'un service qu'ils ont accepté et consenti en connaissance de cause. Quant à leur dignité professionnelle, je ne pense pas, — ni eux non plus, sans doute — qu'elle en souffre le moins du monde.

Il en serait exactement de même pour vous, si, le principe une fois admis, vous acceptiez des fonctions publiques, rétribuées par l'Etat.

Et tout à l'heure, si vous parvenez — comme cela semble être votre désir, — à avoir *un ministère de la santé publique*, le plus grand nombre de nos confrères, et peut-être même tous, ne seront-ils point fonctionnaires de ce ministère ?

Et puis, enfin, qu'appelez-vous indépendance, liberté, dignité professionnelle ?

La véritable indépendance, au sens strict du mot, vous savez bien qu'elle n'existe pas. Celui qui est très riche de santé et de fortune, et qui n'ayant pas de besoins au-dessus de ses moyens ne travaille que pour son plaisir, celui-là seul peut se dire à peu près indépendant. Et encore !

Mais vous êtes médecin, c'est-à-dire praticien, il faut s'entendre — praticien à la ville ou à la campagne, peu m'importe, — dans une riche et nombreuse clientèle, ou dans une pauvre et peu intéressante localité, peu m'importe encore ; dès lors que vous pratiquez la médecine, vous êtes *soumis* à une multitude d'obligations qui, à chaque instant, nuit et jour, entravent votre liberté et votre indépendance. Inutile d'entrer dans le détail. Cela se voit tout de suite, et si vous tenez à augmenter votre clientèle, ou tout au moins à la conserver à peu près à l'abri des envahissements d'un confrère plus actif, plus entreprenant, plus affamé peut-être, il faut veiller à ne pas montrer trop d'indépendance, ni vis-à-vis les particuliers, ni vis-à-vis les pouvoirs publics : sans parler des clients grincheux, — ni des indigents qui sont presque toujours grincheux.

— Il faut ménager M. le Maire et M. l'adjoint, sans oublier les conseillers municipaux ; il faut éviter de déplaire au conseiller général, au sous-préfet, au préfet. Je ne dis pas qu'il faut vous jeter à plat-ventre devant tous ces personnages ; mais je vous affirme que si jamais vos intérêts devenaient contraires aux leurs, ou seulement un peu différents ; ou bien si vous veniez à leur donner un peu plus de travail que d'habitude, quelques lignes de plus, une signature de trop, il vous faudrait faire preuve, non *d'indépendance mais de prudence ;* sans quoi on vous accuserait bientôt de *créer des difficultés à l'administration* ; et vos recettes pourraient en souffrir par la suite.

Donc, mon cher confrère, il ne faut pas trop vous monter le coup ! De toutes les professions, la moins indépendante est certainement celle de la médecine.

Voilà pour l'indépendance ; voyons maintenant pour la liberté. C'est exactement la même chose. Nous sommes certainement libres, en principe, de donner ou de refuser nos soins à qui bon nous semble, libres de ne pas sortir pendant la nuit ou par mauvais temps, libres d'élever ou de baisser nos tarifs, entièrement libres, enfin, libres de tout, même libres de mourir de faim ; car il est bien clair que si nous voulons profiter de toutes ces libertés et si nous n'avons pas de rentes, nous pouvons nous attendre à mourir de faim.

Vous ne voulez pas soigner M. un tel parce que sa tête ne vous revient pas, ou parce que ses opinions sont contraire aux vôtres ? — Très bien, il trouvera un autre médecin, et il vous fera le plus de tort qu'il pourra auprès de ses amis.

Vous ne voulez pas sortir la nuit ni par mauvais temps ? — Parfaitement, on ira trouver votre confrère et on oubliera le chemin qui conduit chez vous.

Vous voulez élever les tarifs de vos visites et de vos opérations. Vous êtes peut-être dans votre droit ; mais méfiez-vous ; il y a des juges en France, tout comme à Berlin. Et ces messieurs ne sont pas toujours tendres pour les médecins qui veulent réclamer leurs dus, à plus forte raison pour ceux qui essaient de dépasser les tarifs ordinaires, — *les tarifs admis dans la région.* — Parbleu ! ils y ont intérêt tous les premiers. Donc, il reste entendu que vous êtes parfaitement libres.

Libres de quoi encore !..... de mourir à l'hôpital comme un gueux vulgaire ; à moins que l'Association générale, — *alma parens* — dès toutefois que vous avez versé régulièrement, *librement et avec indépendance*, vos 12 fr. de cotisation annuelle, — et que vous êtes sérieusement recommandé, — ne vous accorde une pension de 300 fr. avec de hautes protections vous pouvez même espérer 600 fr.

— Si vous avez quelque grain de philosophie, ou quelque parenté avec Diogène le Cynique, — avec cela vous pourrez vivre heureux....... et libre.

Arrivons à la dignité professionnelle. Vous semblez croire que notre dignité professionnelle y perdrait, si nous étions fonctionnaires de l'Etat. Mais à ce compte, vous mettez la profession médicale au-dessus de beaucoup d'autres de tout temps considérées comme très honorables.

Et dans la profession médicale même, parmi les noms les plus illustres et les plus justement respectés n'y en a-t-il pas un grand nombre qui sont fonctionnaires ? Pensez-vous qu'il y a moins de dignité pour eux à aller toucher leur traitement tous les mois ou tous les trimestres à un guichet quelconque, qu'à courir comme vous de porte en porte avec vos petits papiers pour toucher vos *honoraires* (bien gros mot, pour si petite chose); ou bien à y envoyer votre domestique qui fera mal la commission parce qu'il n'a pas d'intérêt à la faire mieux ; ou bien un facteur de la poste qui la fera encore moins bien et qui vous maudira parce qu'avec toutes vos notes vous allez lui tripler sa besogne ?

Pensez-vous qu'il soit plus digne d'être payé en détail, — quand vous l'êtes, — par un grand nombre de personnes qui font des réflexions plus ou moins saugrenues, que d'être rétribué sur les fonds publics, et de la main d'un fonctionnaire qui, lui du moins, ne marchande pas ?

Et moi je dis que le rôle du médecin, ou du savant, ou de l'artiste, de quiconque, en un mot, exerce une profession libérale, est plus humiliant, plus écœurant, plus ridicule, plus indigne, quand il présente ou qu'il touche lui-même directement sa note d'honoraires, que le rôle du fonctionnaire qui passe à la caisse pour toucher ses appointements.

Le Président de la République, les ministres, les sénateurs, les députés, les magistrats, les

Professeurs, les Préfets, et même les Sous-Préfets, les Ingénieurs des Ponts et Chaussées, des Travaux Publics, des Tabacs, des Postes et Télégraphes, les Trésoriers, les Ambassadeurs, — tout ce personnel éminent de fonctionnaires, — pensez-vous que leur dignité professionnelle ne puisse pas être comparée à la vôtre et qu'elle ait le moins du monde à se trouver humiliée, parce qu'ils sont rétribués sur les fonds de l'Etat?

Pensez-vous surtout que le public, — je ne parle pas du bas peuple, que vous pourriez accuser d'adulation et de servilité, — je parle du grand public, du public instruit et sérieux, pensez-vous, dis-je, que le public vous respecte et vous honore plus que ces personnages dont je viens de parler, et qui sont tous fonctionnaires? — Allonc donc, c'est tout le contraire.

Et qu'un jeune praticien ne vienne pas ici élever la voix pour parler des services rendus, des existences sauvées, de la reconnaissance publique, de la *satisfaction du devoir accompli.*

Jeune homme, mon cher confrère, conservez vos illusions le plus longtemps possible, c'est le meilleur de nous-mêmes, c'est ce qui nous fait aimer à vivre ; mais vous ne tarderez pas à apprendre, — à vos dépens, comme toujours, — que les services rendus, les existences sauvées, la reconnaissance publique, la satisfaction du devoir accompli, sont assurément de bien belles et de bien grandes choses, mais qu'elles n'en sont pas moins absolument insuffisantes pour parer aux besoins de l'existence la plus modeste.

Conclusion : la liberté, l'indépendance, la dignité professionnelle n'ont rien à voir dans cette question de fonctionnaires.

L'homme juste, le citoyen honnête, salarié ou non, sait toujours exercer dignement sa profession tout en conservant sa liberté d'action et son indépendance de caractère ; — l'homme injuste, le mauvais citoyen, le confrère sans conscience, le charlatan sans scrupule, c'est celui-là, qu'il soit fonctionnairs ou non, c'est celui-là qui jette le discrédit sur la corporation à laquelle il appartient; c'est celui-là qui est indigne et vil et mérite d'être mis hors la loi.

— Arrivons au mode de recrutement des médecins de charité.

Celui qui paraît réunir le plus d'adhérents est celui en vertu duquel *tous les médecins et officiers de santé exerçant dans le département et acceptant les statuts du service feraient de droit partie de ce service.*

Là, comme partout, là plus encore que partout ailleurs, il faut que l'intérêt public prime toutes les autres considérations.

Une commission composée d'une douzaine d'excellents praticiens, tous animés des meilleures intentions, et réunis dans le but d'étudier les bases de l'organisation de l'Assistance médicale, commence par proclamer les principes suivants :

« L'assistance médicale des indigents est obligatoire pour toutes les communes; *la liberté du malade comme celle du médecin* devant être sauvegardée, tous les médecins qui accepteront le règlement à intervenir, participeront au service d'Assistance.

Et comme conséquence, *certaine* suivant le Dr Lardier, et *problématique*, selon moi, nous « fermons la porte à *toutes les intrigues politiques*, nous nous opposons à toutes les *manœuvres du favoritisme*.. »

Je voudrais bien discuter toutes ces assertions qui me paraissent légèrement entachées d'erreur.

D'abord, je vous demanderai ce que vous entendez par *liberté du malade*. Et dans l'espèce il s'agit du malade indigent, c'est-à dire le plus souvent du plus capricieux, du plus exigeant, et du moins intelligent des malades, j'allais encore ajouter *du moins reconnaissant* c'est inutile. Nous ne saurions lui en vouloir pour cela, ce n'est pas sa faute; car s'il est tel, et si misérable, c'est qu'il n'a pas reçu une culture intellectuelle et morale suffisante, c'est que des souffrances et des privations de toute sorte, c'est que le malheur, en un mot, lui a aigri le caractère et faussé le jugement.

Le service médical gratuit, dont il est question ici, n'est rien autre chose qu'une aumône, pardon si le mot vous choque, et si vous préférez, nous dirons *une charité*, dans le dialecte évangélique, ou encore autrement, un *secours*, accordé aux indigents par la société (commune, canton, département, état).

Ce secours est dû ; la société moderne a compris, — et c'est là son grand honneur, — qu'elle devait venir en aide aux indigents en leur assurant, non seulement le pain et l'instruction, mais encore les soins médicaux, en cas de maladie. — Que veut-on de plus ?.... Que le malade puisse choisir son médecin ? c'est-à-dire que le pauvre choisisse son aumône ? Vous admettez donc qu'il a qualité pour choisir. Et sur quoi baserait-il son choix ?

Vous seriez bien embarrassé pour me faire une réponse sérieuse.

Eh bien, moi je vais vous le dire, sur quoi il basera son choix ! — Vous êtes médecin de charité depuis 2, 4, 10 ans ; vous soignez les indigents de votre commune et de 3 ou 4 autres communes voisines, avec autant d'assiduité et de dévouement qu'il est possible de le faire : presque tout le monde est content de vous, — je dis presque, parce que je sais que, si grands que puissent être votre dévouement et votre talent, vous ne plaisez pas à tout le monde. Mais en résumé, vous faites bien votre service, on le sait, on vous estime, on vous respecte ; j'ajouterai même, si vous y tenez, qu'on vous aime.

Arrive un jeune confrère, tout frais émoulu de Paris, de Nancy, ou de Lyon, ou même de Philadelphie (qu'en sait-il, le public ?)

Il est nouveau, et cela suffit.

En supposant même que ce confrère soit peu actif et peu entreprenant, qu'il soit arrivé très honnête, et qu'il demeure tel, — vos indigents vont aller, le trouver peu à peu, malgré lui, — et tous y passeront, d'abord un, puis quatre, puis dix, etc., ils oublieront ainsi le chemin de votre maison pour celui du cabinet de votre confrère. J'en ai vu même qui s'en allaient porter le peu d'argent qu'ils avaient, chez un médecin et un pharmacien étrangers au service médical gratuit, quand ils pouvaient avoir tout pour rien, consultation et remède.

Et que sera-ce, si votre confrère est un faiseur, s'il tourne vos procédés et même votre personne en ridicule, s'il va jusqu'à donner à vos indigents l'argent nécessaire pour faire exécuter son ordonnance ?

Cela s'est vu. Et puisque vous parlez *d'intrigues politiques*, s'il advient que votre nouveau confrère, voulant engager la lutte avec vous sur tous les points, affiche des idées politiques,..... et même religieuses, différentes des vôtres, il est probable qu'il réunira tout de suite autour de lui tous ceux d'entre vos clients qui ne partagent pas vos opinions. Pourrez-vous éviter cela? Jamais.

Il ne faut donc pas aggraver une situation déjà pénible, cette situation qui se reproduit infailliblement à chaque nouvelle apparition d'un médecin dans un centre déjà plus ou moins pourvu. Je *dis plus ou moins*, parce que je sais que, même dans un centre où il n'y a pas assez de médecins, — ville ou campagne, — l'arrivée d'un nouveau médecin, si elle fait plaisir à la plus grande partie de la population, ne laisse pas que de déplaire généralement aux autres médecins, jeunes ou vieux.

Voilà déjà un motif de discorde, — qui disparaîtra assez rapidement si les intéressés sont d'un caractère probe et conciliant ; mais qui ne fera que s'accroître, de jour en jour, pour peu qu'on y mette de mauvaise volonté de part et d'autre. Pourrez-vous jamais empêcher le gouvernement, quel qu'il soit, de donner, quand il aura le choix (et il l'aura presque toujours), les services rétribués, à allocation fixe ou variable, ce qui, somme toute, fait le plus clair et le plus sur des recettes du médecin de campagne, aux médecins qu'il connaîtra comme étant ses partisans dévoués, à l'exclusion de ceux qui lui montrent de l'hostilité? Cela s'est toujours fait et se fera toujours, et pour ma part, je pense que c'est avec raison et avec justice. *Avec raison,* parce qu'un gouvernement qui agirait autrement courrait à sa perte et pourrait être taxé de folie; *avec justice,* parce qu'on doit préférer ses amis à ses ennemis. Le simple bon sens l'indique.

Il ne faut pas confondre la liberté avec la licence, et ce serait la pire de toutes les licences, si le malade indigent était libre de choisir son médecin : pour être conséquent, il faudrait également le laisser libre de choisir son boulanger, son boucher, son marchand de charbon, son épicier, et surtout son instituteur.

Et, comme corollaire de la liberté pour le

malade indigent, il faut admettre la liberté pour le médecin et le pharmacien de donner ou de refuser leurs soins aux indigents. C'est, du reste, ce que vous demandez également. Si c'est un principe platonique que vous voulez proclamer, soit ; nous l'admettons. En principe, c'est-à-dire en théorie, nous sommes partisan convaincu de la liberté pour tout le monde, et non seulement de cette espèce de liberté que nous appellerons *liberté médicale*, mais de toutes les libertés possibles, en tant qu'elles ne sont pas directement et immédiatement contraires à la sécurité des personnes ou de la propriété.

Essayez maintenant dans la pratique quelques-unes seulement de ces libertés et vous verrez que vous êtes obligés, à chaque instant, d'assigner des limites, au-delà desquelles l'intérêt public, ou de plus grand nombre, est lésé par l'intérêt de quelques-uns.

Vous n'avez qu'à jeter les yeux autour de vous et à contrôler tout ce qui se passe, pour être suffisamment édifié. Oui, dans une société dont tous les membres auront, par l'instruction et l'éducation, toutes les vertus qui font le bon citoyen : courage, prudence, tempérance et justice; ainsi que les notions exactes du vrai, du beau, du bien, dans cette société-la, c'est-à-dire dans une société parfaite, on pourra sans crainte laisser toute liberté aux malades, aux médecins et aux pharmaciens, et en général à toutes les classes et à toutes les professions : mais ce jour-là, s'il vient jamais, est encore beaucoup trop éloigné pour que l'ou puisse calquer des lois nouvelles sur un état social, sur des mœurs que l'humanité ne connaîtra peut-être jamais. Du reste, il n'y aura plus dans une pareille société, ni indigents, ni service médical gratuit.

Mais dans la société actuelle, que nous sommes bien forcés de prendre telle qu'elle est, avec ses imperfections et ses restrictions, il faut savoir faire une distinction entre ce qui est pratique et ce qui ne l'est pas.

La société qui veut assurer des soins médicaux aux indigents, en cas de maladie, ne porte pas atteinte à la liberté du malade en lui disant : quand vous serez malade, vous irez trouver tel médecin, ou vous le ferez prier de passer chez vous, s'il vous est impossible d'aller chez lui ; quand il vous délivrera une ordonnance, vous irez la chercher chez tel pharmacien.

Et pour chaque commune, ce médecin et ce pharmacien seront désignés par le Conseil municipal, sauf l'approbation du Préfet ; car il faut bien que les préfets servent à quelque chose.

Le médecin et le pharmacien qui ont accepté ce service, d'après un tarif connu et convenu, ont *par là même, et nécessairement*, abdiqué une portion de leur *liberté* ; et ils seraient également mal venus et mal fondés à invoquer leur *dignité professionnelle*, pour ce qu'ils sont plus ou moins sons la dépendance du Préfet de qui dépend leur nomination.

Et en admettant qu'un médecin, — je veux dire un praticien — ait assez de loisir et en même temps une certaine tournure particulière d'esprit, nécessaire en l'espèce, pour s'occuper de politique, il n'y a nullement à en vouloir au Préfet s'il exige que ses fonctionnaires aient la même couleur politique que lui, et s'il prétend, sous peine de révocation, qu'ils ne s'attacheront pas à combattre et à détruire les idées qu'il défend et qu'il veut propager. Il vous plaît d'appeler cela *intrigues politiques*, et *manœuvres du favoritisme*. Et moi, j'ai dit et je répète qu'un gouvernement qui ne s'occupe pas de savoir si ceux qu'il nomme et qu'il paie, — quelque peu fonctionnaires qu'ils soient, et les médecins des indigents, de l'état civil et de protection le sont certes, puisqu'ils sont nommés et payés par lui, — qu'un gouvernement qui ne s'attache pas à soutenir ses partisans et à écarter ses adversaires, est un gouvernement indigne de vivre et sur le point de tomber en ruines.

La commission citée plus haut n'est pas elle-même si éloignée qu'on le pense de partager notre avis, — surtout si elle veut être logique.

Vous ne voulez pas « *d'intrigues politiques* » c'est très bien, c'est admirable. Mais vous savez bien que nous avons un grand nombre de confrères, parmi les plus humbles comme parmi les plus éminents, qui s'occupent de politique avec ardeur, et qui intrigueront quand même, afin d'obtenir pour eux ou leurs amis, sinon le service médical des indigents qui doit être absolument libre selon vous, du moins les services de protection du premier âge, et des Enfants-Assistés, de l'Inspection de l'hygiène publique, de l'Inspection des Ecoles publiques et privées, etc., vous voyez bien que la porte restera toujours ouverte aux « *intrigues politiques* » et aux « *manœuvres du favoritisme.* »

Et puis, dans la rédaction de votre rapport, ne vous êtes-vous pas aperçus que vous seriez obligés vous-mêmes de *limiter* la *liberté du malade?* ainsi quand vous dites : « Le malade est libre de choisir son médecin, parmi *ceux qui visitent habituellement la commune,* » ou bien quand le préfet déclare, dans son arrêté (art. 11, 2e paragraphe), *ces billets de visite ne devront être délivrés, autant que possible, que pour les médecins les plus rapprochés du domicile du malade* ; n'enlevez-vous pas à votre malade une portion de sa liberté? S'il ne veut pas, lui, se servir du médecin de sa commune, ou de cet autre qui y vient habituellement, si pour des raisons plus ou moins politiques, jésuitiques ou autres, poussé par sa propre inclination ou par des conseils plus ou moins intéressés, il veut aller trouver, ou faire venir chez lui, tel autre médecin plus ou moins éloigné, de quel droit pouvez-vous l'en empêcher ?

Admettons même, si vous voulez, que tous vos malades seront très raisonnables, et qu'ils ne s'adresseront jamais à des médecins trop éloignés : ne voyez-vous pas d'autres dangers dans votre système? ne craignez-vous pas d'autres intrigues que les *intrigues politiques* ? Et le *favoritisme*, ne peut-il pas se livrer à ses manœuvres autre part que sur le terrain officiel ?

Et quand vous aurez répondu victorieusement à toutes ces questions, je vous prierai encore de vous reporter aux premières lignes de votre déclaration de principes :

« L'assistance médicale des indigents est *obligatoire pour toutes les communes: la liberté du malade*, comme celle du médecin, devant être sauvegardées, tous les médecins qui accepteront le réglement à intervenir participeront au service d'Assistance. »

Que l'assistance médicale *soit obligatoire pour toutes les communes*, rien de plus juste ; c'est conforme, vous l'avez dit, à la déclaration des droits de l'homme; mais ne voyez-vous pas qu'à cette obligation, à ce devoir de la commune, doit correspondre un droit tout aussi nécessaire que ce devoir : le droit de désigner : 1° ceux qui seront inscrits sur la liste des assistés ; 2° ceux qui seront chargés de donner les secours médicaux, pharmaceutiques ou autres.

La liberté des communes dans le choix du médecin et du pharmacien, et de tous les autres fournisseurs du service de l'Assistance : voilà où est la vérité et l'équité ; mais non dans la liberté de l'indigent.

A part ces quelques critiques, l'organisation préconisée par l'honorable Dr Lécuyer, secrétaire général du syndicat médical de l'Aisne et de la Vesle, organisation adoptée par le département d'Indre-et-Loire, et par les syndicats de la Vienne et de l'Aisne, n'en demeure pas moins l'une des meilleures.

En voici les dispositions principales :

ART. 2. — Ce service, qui a pour but de faire administrer gratuitement aux indigents malades les secours de la médecine, de la chirurgie, de la pharmacie et de l'art des accouchements, profitera, à l'exception des chefs-lieux d'arrondissement, à toutes les communes du département qui contribueront à la dépense dans les conditions spécifiées à l'art. 8 ci-après.

Art. 3. — La liste des personnes indigentes auxquelles le traitement gratuit pourra être accordé sera dressée, au mois d'octobre de chaannée, dans toutes les communes du département, admises à participer au service.

Les inscriptions seront individuelles.

Art. 4. — Cette liste sera établie par une commission composée :

Du maire, président ;

D'un membre du bureau de bienfaisance ;

D'un médecin ou d'un pharmacien de la la commune, ou lorsqu'une commune ne possédera pas de médecin, de celui qui y vient le plus habituellement.

Art. 5. — La liste de gratuité, dressée en double expédition, sera soumise, dans la session ordinaire de novembre, au Conseil municipal qui pourra y apporter telles modifications qu'il jugera convenables. . . . .

Cette liste devra indiquer : 1° le montant des contributions de chaque indigent, d'après les renseignements fournis par le percepteur ; 2° la distance kilométrique du domicile de l'indigent à la mairie de la commune (et au domicile du médecin.)

Art. 8. — L'association des communes dans le but d'assurer l'assistance médicale aux pauvres, ayant un caractère de mutualité, chaque année dans la session ordinaire de mai, les Conseils municipaux voteront les sommes que les communes devront affecter, l'année suivante, au service médical.

Les fonds provenant de ces votes seront versés dans la caisse du percepteur et centralisés à la Trésorerie générale, au moyen d'un état de prélèvement qui sera dressé par nos soins.

Art. 10. — Pourront être appelés à donner leurs soins aux indigents tous les médecins, pharmaciens et sages-femmes, *au choix des malades*, chacun dans les limites de leurs attributions. (Il serait préférable de dire : au choix des communes.)

Art. 11. — Le service sera fait au moyen de billets de visite, délivrés par un membre de la commission.

Ces billets ne devront être délivrés, autant que possible, *que par les médecins les plus rapprochés du domicile du malade.*

Art. 12. — Sur l'exhibition de ces billets, les médecins et sages-femmes donneront des consultations et traiteront à domicile les malades qui ne pourraient se déplacer sans inconvénient.

Art. 13. — Chaque indigent inscrit sera muni d'un livret qu'il conservera à son domicile et sur lequel le médecin devra mentionner ses visites et, dans le cas où il fournirait les médicaments, ses prescriptions médicamenteuses.

Ces livrets serviront à la vérification des mémoires présentés par les médecins et pharmaciens aux Commissions communales.

Art. 14. — Les médicaments nécessaires aux indigents seront, autant que possible, fournis par un pharmacien. Si la pharmacie la plus rapprochée se trouve à *plus de quatre kilomètres*, le médecin les délivrera lui-même, conformément à la loi.

(*Et si le médecin habite une localité où il y a un pharmacien, et qu'il soit appelé pour donner ses soins dans une commune située à 5 kilomètres et qui ne possède pas de pharmacie?* — La loi des 4 kilomètres sera violée, voilà tout.)

Honoraires. — Le prix des visites est fixé à 50 centimes par kilom., ou fraction de kilomètre (aller, seulement), plus 1. fr, pour la visite. — Les consultations seront gratuites. — Les accouchements sont de 25 francs (1).

Tels sont les principaux points de l'orgonisation de l'assistance médicale en Indre-et-Loire.

---

(1) Ces chiffres sont peut-être un peu exagérés pour certaines régions.

C'est la meilleure, avons-nous dit, d'après l'avis des hommes les plus compétents. Mais comme elle n'est peut-être pas applicable dans tous ces détails à tous les départements, il faudra sans doute se borner à n'en prendre que les principales lignes c'est-à-dire les idées fondamentales qui ont présidé à son élaboration pour en faire un plan-type, un cadre général applicable partout.

Tout bien examiné, voici comment on pourrait établir les bases d'une organisation générale de l'assistance publique dans les campagnes, en modifiant légèrement la rédaction du Dr Lécuyer, qui a étudié cette question d'une açon toute spéciale (1).

« L'assistance médicale des indigents est obligatoire pour toutes les communes. *Le maire avec les conseillers municipaux de chaque commune*, choisiront un ou plusieurs médecins et pharmaciens parmi ceux qui seront le

(1) *Assistance publique dans les campagnes* par le Dr H. Lécuyer, Reims, 1888 (page 17 à suiv.)

plus rapprochés et qui accepteront le réglement à intervenir. Il en sera de même du choix des sages-femmes, s'il y a lieu.

Confection des listes d'indigents

1° Un état nominatif des indigents admis à recevoir les secours médicaux sera dressé en double expédition dans chaque commune au mois d'octobre de chaque année ;

2° Ne peuvent figurer sur l'état des indigents les familles dont le chef paie plus de 6 fr. (1) de contributions directes, à moins qu'elles ne comprennent des infirmes hors d'état de subvenir à leurs besoins ou *un grand nombre d'enfants en bas âge* (2). L'état devra indiquer les noms, prénoms et âges des personnes qui la composent.

3° Cette liste sera vérifiée et arrêtée par le

(1) On peut mettre 10 fr. (au lieu de 6 fr. portés dans le travail du Dr Lécuyer) Ce n'est pas un chiffre exagéré, surtout pour les pays agricoles.

(2) Il serait bon de fixer le nombre.

conseil municipal dans sa session de novembre. Elle sera ensuite communiquée par le sous-préfet aux médecins de la circonscription pour recevoir leurs observations ; arrêtée définitivement par le sous-préfet et transmise, avant le 1er janvier, aux médecins de la circonscription ainsi qu'au maire.

Organisation générale du service

1o Le service d'assistance doit être départemental ;

2o La commune est libre de choisir son médecin *parmi ceux qui visitent habituellement la commune* (au lieu de la liberté pure et simple de chaque indigent).

3o La rémunération accordée aux médecins doit être proportionnelle aux services rendus.

Budget du Service

1o Le budget du service d'assistance est alimenté, dans chaque département, par des cotisations communales, par une subvention départementale et par une subvention de l'Etat ;

2° Chaque commune sera tenue de voter, chaque année :

D'abord une contribution fixe, calculée d'après le montant de ses habitants; puis une *contribution proportionnelle au nombre de ses indigents* et variable selon son importance et ses ressources (1).

3° La répartition des communes en catégories diverses, ainsi que le quantum des deux contributions pour chaque catégorie sont arrêtés, dans chaque département, par le Conseil général;

4° Les cotisations communales dont il est parlé ci-dessus auront *le caractère de dépenses obligatoires*.

La Commission, dont le Dr Lécuyer était

(1) C'est là un moyen d'empêcher les municipalités de surcharger leurs listes d'indigents, dans un but électoral ou autre ; car il se trouvera toujours bien là quelqu'un pour protester dans l'intérêt du budge municipal (*op. cit.*).

le rapporteur, a cru devoir se borner à ces décisions ; « elle a cependant émis le vœu qu'un *service d'accouchements* fût établi dans chaque département. »

« Elle a tenu aussi à rendre le service d'as-« sistance indépendant *des épidémies, de la* « *vaccination, de l'inspection médicale des éco-* « *les, de la protection des enfants du premier* « *âge*. Ces divers services peuvent être con-« fiés par l'administration à des médecins de « l'assistance, mais ils sont soumis à une régle-« mentation spéciale, et donnent droit à des ré-« munérations spéciales. »

Toutes ces raisons sont excellentes ; mais si la centralisation de tous ces services avait lieu :

1° Médecine et chirurgie, } des indigents ;
2° Accouchements }

3° Vaccination et revaccination (générales ;)

4° Inspection des enfants du premier âge;

5° Inspection des enfants assistés ;

6° Service des épidémies;

7° Inspection médicale des écoles publiques et privées, et des écoles maternelles ;

8° Visites des aliénés non dangereux, ainsi que des vieillards ou infirmes placés au compte du département chez des particuliers ; etc., etc.» si, comme vous le demandez avec raison, comme tout le monde le réclame, on faisait rentrer tout cela dans les attributions d'un ministère spécial, d'un seul et unique ministère, qui serait intitulé : *Ministère de santé et de l'Assistance publique*, et si ce ministre, comme tous tous les autres ministres, nommait lui-même ses différents *fonctionnaires*, soit au concours, soit au choix, soit à l'ancienneté, suivant les cas, que deviendrait alors *la liberté du malade*?

Et au cas ou la vaccination ainsi que la revaccination en temps d'épidémie seraient rendues obligatoires, — ce qui est fort à désirer — que deviendrait encore la *liberté du malade*?

Et comment traiterez-vous vos confrères qui seront titulaires d'un ou de plusieurs de ces services, et qui toucheront alors, — il faut l'espérer du moins pour nos arrière-neveux, — une rétribution moins dérisoire? Leur reprocherez-vous encore d'être *des fonctionnaires*? — et si ces fonctionnaires sont nommés au concours, ce mot sera-t-il encore un reproche?.....

Rien ne s'oppose en effet à ce qu'on ne prenne la voie du concours pour désigner les principaux titulaires des diffférents services du nouveau ministère (—*ou de la nouvelle Direction, si nous n'avons pas moyen d'avoir un vrai ministère.*)

De cette façon, au moins, il n'y aurait plus que des médecins ou des pharmaciens qui seraient chargés de résoudre toutes les questions d'hygiène, de médecine et de pharmacie, dont la solution et l'expédition sont confiées depuis si longtemps à une foule de bureaucrates, qui ont certainement toutes les qualités voulues et possibles, *sauf la compétence.*

Nous arriverons peut-être ainsi à faire *prévaloir l'intérêt public* sur toutes les autres considérations ; nous aurions par exemple :

1° Des médecins et des chirurgiens habiles et consciencieux pour soigner nos indigents, le plus rapidement et avec le moins de frais possibles (c'est-à-dire sans leur ordonner du sirop de tolu, ou du vin de quinquina au Malaga, quand cela n'est pas nécessaire et uniquement pour se débarrasser de leurs importunités ; ou pour les flatter dans un but quelconque plus ou moins intéressé.

2° Des accoucheurs ou des sages-femmes qui sauraient leur métier, qui n'attendraient pas deux jours qu'une présentation de l'épaule se transformât d'elle-même en présentation du sommet, et qui ne déformeraient pas la tête des nouveau-nés sous prétexte de la mieux conformer.

3° Des vaccinateurs et revaccinateurs qu employeraient du vrai vaccin, c'est-à dire qui ne prendraient plus du vaccin sur une pustule ayant plus de 6 ou 7 jours, ou sur les vieilles croûtes vaccinales datant de 15 jours ; et qui, par cette élémentaire précaution, n'empêcheraient plus de croire à l'efficacité de la vaccine ;

4° Des médecins, — et rien que des médecins — Inspecteurs des enfants du premier âge, qui s'occuperaient d'abord, non seulement d'apposer des signatures sur des carnets, et de rédiger des bulletins de visites, mais encore de la propreté et du choix des aliments du lnourrisson ; — qui s'occuperaient en outre de a façon dont la nourrice est rétribuée et encouragée ; car ces Inspecteurs sauraient, par leur expérience de tous les jours, qu'il n'est possible d'exiger rien de qui ne reçoit rien, et que si on veut avoir de bonnes nourrices, il fautveiller à ce qu'elles soient *toujours* payées et *quelquefois* récompensées ;

5° Nous aurions des médecins inspecteurs des enfants assistés, — et rien que des médecins, — qui signaleraient à l'Administration, non seulement les fautes ou les négligences des nourrices, mais encore la parcimonie effrayante qui préside à l'allocation des layettes et vêtures des nourrissons, et au traitement des nourrices, lesquelles sont souvent obligées de s'imposer des privations à elles-mêmes et à leur propre famille pour subvenir à l'entretien des élèves de l'Assistance publique, et de leur abandonner les défroques de leurs propres enfants pour couvrir leur nudité.

6° Nous aurions aussi des médecins des épidémies qui s'occuperaient non seulement de dresser des rapports plus ou moins compliqués, à l'aide desquels ils peuvent faire régler leur indemnité dans le courant de deux ans, et sans lesquels ils n'ont droit à aucune rétribution ; — mais encore d'étudier et de signaler à l'avance les différentes causes d'insalubrité, d'épidémies, etc., et les différents remèdes à y apporter.

7° Nous aurions encore des médecins inspecteurs des écoles publiques ou privées, et des classes maternelles, qui sauraient préciser les conditions d'aération, de ventilation, d'éclairage et de température, nécessaires au parfait développement de ces plantes si délicates et si exigeantes qu'on appelle les Enfants et les Adolescents ; — qui sauraient en même temps indiquer aux Instituteurs et aux Institutrices le nombre d'heures d'études, au-delà duquel ils arriveront fatalement au *surmenage* de la plupart de leurs élèves, sinon de tous : *surmenage intellectuel* qui retentit toujours tôt ou tard, sur le physique, et qui arrive à produire, au lieu d'individus normalement développés au physique comme au moral, des êtres plus ou moins mal équilibrés, ayant une machine cérébrale surchauffée, des sens émoussés ou pervertis et un corps malingre et déformé.

8° Nous aurions également des médecins inspecteurs des vieillards et des aliénés qui sauraient veiller efficacement, non-seulement à ce que ces malheureux ne manquent pas des soins matériels qui leur sont dûs, mais encore à ce qu'on leur accorde toutes satisfactions morales et intellectuelles compatibles aves leur situation, sociale et avec l'état de leurs facultés. . . . .

. . . . . , ...

Enfin nous aurions réalisé la première partie du programme tracé sur ce sujet, il y a bientôt cent ans, par les Représentants de l'Assemblée Nationale :

« Il sera créé et organisé un Etablissement général de *Secours publics*, pour élever les enfants abandonnés, soulager les pauvres infirmes, etc. (1). . . . .

FIN

(1) (Constitution Française, titre I. Dispositions garanties par la Constitution).

www.ingramcontent.com/pod-product-compliance
Ingram Content Group UK Ltd.
Pitfield, Milton Keynes, MK11 3LW, UK
UKHW020545180726
13838UKWH00001B/39